健康・活下去

長壽・睡眠・飲食・醫療的身體革命

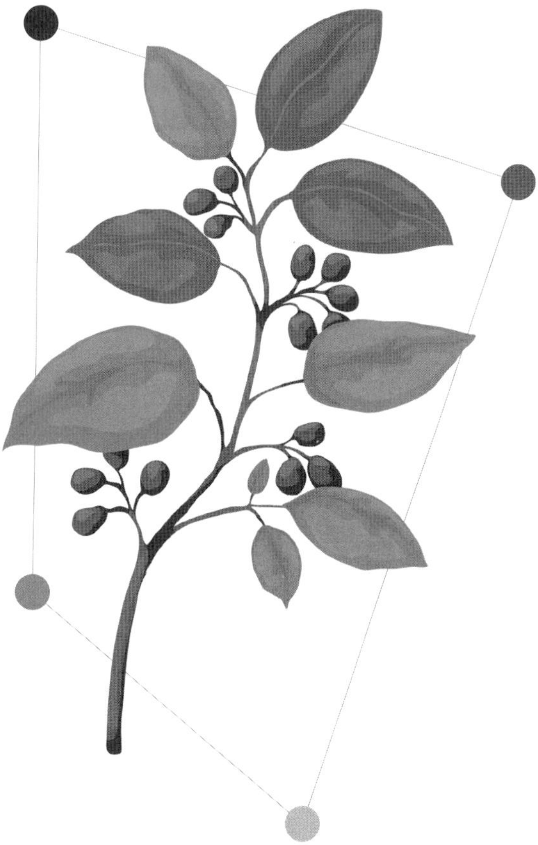

林慶旺 著

序文

「醫學是一門有科學根據的藝術。」——威廉．奧斯勒爵士（Sir William Osler，一八四九～一九一九年，美國近代臨床醫學之父）

作為一位醫學的愛好者，在長達三十多年的醫學研究、審稿、翻譯過程中，我總是戰戰兢兢探索科學的真理，分辨醫學的真偽。這本書是我七十年來，唯一的一本著作。

諾貝爾獎有史以來，唯一一位單獨獲得兩次諾貝爾獎的得獎人，美國化學家萊納斯．卡爾．鮑林（Linus Carl Pauling）曾說：「如果你不知道很多觀念，那你就萌生不出好的觀念」。本書的每一章節，希望能夠帶給讀者不同於以往的醫學、睡眠、飲食、營養等觀念革命的心靈震撼。你將看到諾貝爾醫學獎得主透過科學驗證，已經傳達了一項令人興奮的信息，確信今日出生的嬰兒，將擁有活到一百二十歲的天命；全球知名的企業鉅子是如何前仆後繼，捐出或投資總金額高達一千億美元的研究資金，掀起一波長壽革命；你也可以一窺全球最健康長壽地區居民的神祕面貌。

書中所敘述的，大部分是當代全球頂尖的醫學先驅，嘔心瀝血的研究成果，當中有已是白髮蒼蒼，百歲高齡的教授，依然在實驗室埋頭苦幹作研究，持續不斷的探索醫學的真偽，更為了捍衛科學的真理，不惜單槍匹馬挺身而出，向美國食品暨藥物管理局（FDA）提出請願書，要求對方做出食品規範：禁止反式脂肪。歷經四年的默默等待，得不到回應之後，憤而向聯邦法院提起訴訟，最後贏得科學勝利，每年至少拯救了全球數百萬人的性命。

閱讀本書你將深信，人類可以健康的活到一百二十歲的天年，請注意，是健康的享受天年，而不是苟延殘喘，生不如死。這些頂著諾貝爾獎桂冠的科學家，也證實了失眠是人體生理時鐘紊亂所致，並且告訴你如何克服惱人的夜夜夜未眠。

心血管疾病，尤其是心臟病，是美國乃至於全世界大部分國家地區的第一大死因（台灣是第二大死因，第一大死因是癌症），而它的罪魁禍首並不是膽固醇，而是反式脂肪。可怕的是，我們在日常生活中，卻又天天不知不覺的將反式脂肪吃下肚。透過本書你將驀然發現，原來自己每天吃的食物，甚至作菜時用的烹調油，大部分都含有反式脂肪。

食品安全與健康的人生息息相關，被《資本論》作者德國思想家馬克思（Karl Marx）譽為現代實驗科學真正的始祖，英國著名唯物主義哲學家和科學家法蘭西斯・培根（Francis Bacon）說：「健康的身體是靈魂的居所，病弱的身體是靈魂的監獄。」作為靈魂的主人，我們是否應該慷慨的為自己的靈魂，建構一個寬廣的居所。

探討醫學和營養學，立場必須客觀，我既不是肉食主義者，也不是素食主義者，我只是把醫學的真相攤開在陽光下，讓證據來說話。科學所追求的是真理，有幾分證據說幾分話，只有三分證據，不能說七分話。

雖然，西方醫學只有二千五百多年的歷史，比不上東方醫學的至少四千年，況且東方醫學博大精深，西方醫學難以望其項背。然而，西方醫學的研究精神、環境與人才，卻是東方醫學望塵莫及的。

現代人整天被商業化的藥物、保健品廣告洗腦，日復一日，年復一年，誤以為健康可以從瓶瓶罐罐中獲得而來，殊不知廠商廣告的目的是為了創造財富，而不是創造健康。唯有遵行自然節律，早睡早起，天天勞動筋骨，曝曬陽光，追求不含反式脂肪和糖類的均衡飲食生活，才能永保健康，享受天年。

目錄

序文　003

第一章　長壽革命——一百二十歲是天命

▽「富貴催人生白髮，布衣蔬食易夭年。」——莎士比亞

諾貝爾醫學獎的啟示　010
全球正掀起長壽革命　017
老化時鐘——松果體　036
地球上最健康長壽的五個地區　049

第二章　睡眠革命——上帝也瘋狂

▽「上帝不是靠擲骰子決定自然節律。」——愛因斯坦

當紅炸子雞褪黑激素 060
多接觸自然光（陽光），遠離人造光（藍光） 071
遵行晝夜節律作息 083
太陽當空照，花兒對我笑，小鳥說早早 093
生活自然，入睡安然 099

第三章　飲食革命——你正在謀殺家人

▽「你的食物就是你的藥。」——希波克拉底

烹調用錯油等於慢性自殺 112
天天吃毒藥卻渾然不知 147
心血管疾病的代罪羔羊——膽固醇 161
最神祕超級長壽村的飲食 174
飲食革命養生七式 180
從原料標示發覺恐怖真相 194

第四章　醫療革命——醫生你錯了

▽「今日有一半的醫學知識明日是錯的，糟糕的是我們不知道哪一半是錯的。」——希德尼・伯威爾

百年一見的世紀病毒　206
偶爾能治癒，常常可緩解，永遠要安慰　210
病人是醫生最好的老師　215
白袍下的美麗與哀愁　221

第一章

長壽革命——一百二十歲是天命

・・・・

「富貴催人生白髮，布衣蔬食易天年。」
——莎士比亞（一五六四年～一六一六年）

諾貝爾醫學獎的啟示

一種嶄新的革命性觀念，往往需要經歷數年甚至數十年以後，才會被肯定與接受，這樣的例子在醫學界裡，屢見不鮮。西元一八〇年左右，羅馬有一位醫學大師蓋倫（Galen），是歷史上第一個以解剖研究人體的人，他的醫學見解影響後世長達近一千五百年。蓋倫認為：「血液是從肝臟出去的，然後才進入心臟。在心臟加熱之後，流入靜脈而非動脈。而且，血液不能循環，當血液流經血管之後，便消失在人體的遠端。」這項理論也成為該時期傳統生理學的主流。即使歐洲文藝復興時期，深受比利時的解剖大師韋賽里（Vesalius）與西班牙的的自然科學家，肺循環的發現者塞維爾（Servetus）質疑，依然屹立不搖。

一六二八年英國醫生威廉·哈維（William Harvey）發表《心血運動論》，推翻蓋倫的理論，糾正了一個世紀以來根深蒂固的傳統生理學思維。哈維認為：「血液是由心臟這個『泵』壓擠出來，從動脈血管流出來，流向全身各處，然後再從靜脈血管流回去，返回心臟，完成血液循環」。並且在書中告誡世人，無論是教授解剖學或學習解剖學的，都應當以實驗為依據，而不應該以書籍為依據，應該以自然為導師，而不應以哲學為老師。無奈此舉卻引來大批蓋倫主義派學者的批評、懷疑、嘲笑的聲浪蜂擁而至，直到二十年之後，哈維的血液循環理論才被普遍接受。

一九二八年發現青黴素（盤尼西林），並因此獲得一九四五年諾貝爾醫學獎的英國細菌學家亞歷山大・佛萊明（Alexander Fleming），在他剛發現盤尼西林的時候，因為當時磺胺類藥物（Sulfonamides）是人類歷史上第一種殺菌藥物，因此並未受到青睞，直到一九三九年第二次世界大戰爆發，為了解決許多士兵傷口發炎的問題，才受到醫學界重視。

一九三三年加拿大醫學博士威爾富利・斯特兄弟（Wilfrid Shute and Evan Shute），是最早使用維生素E治療心臟病的醫生。然而，當時醫學界認為使用維生素治療嚴重疾病，是一種詐欺的行為。但是，斯特兄弟並未理睬外界的冷嘲熱諷，依然堅持以維生素E治療心臟病。時至今日，許多動過心臟病手術的病人，大都必須服用大量的維生素E，因為可以幫助復原。科學數據也顯示，每天服用低劑量的維生素E，可以使罹患心臟病的風險降低三〇％到四〇％。

一九六一年，美國加州大學舊金山分校（University of California, San Francisco）解剖學教授李奧納多．海佛列克（Leonard Hayflick）提出細胞分裂學說，他發現動物胚胎細胞在成長的過程中，其分裂的次數具有規律性，到某一階段就會出現衰亡。而且，與細胞分裂的次數、週期有密切關係，兩者相乘就是其自然壽命。於是，他就在這個科學基礎上，推算出人類的自然壽命。因為人類細胞分裂的次數為五十次，分類的週期約為二．四年，推算下來，人類的自然壽命，應該是一百二十歲。海佛列克的細胞分裂說強調，細胞在死亡之前，只能進行有限的分裂，大約四十到六十次，一舉推翻了曾獲得一九一二年諾貝爾醫學獎的法國外科醫生亞歷克西．卡雷爾（Alexis Carrel）所主張的，所有人體正常的細胞將無限期複製的論調（這是二十世紀初期的主流觀點）。

此外，海佛列克還發現，每次細胞有絲分裂時，細胞中每個染色體末端的端粒（telmeres），就會略為縮短，一旦端粒縮短至一定的臨界長度，細胞分裂就會停止，人體則開始衰老，最終死亡。海佛列克的這項發現，鼓勵了更多的科學家投入染色體末端的端粒研究。

四十八年之後，染色體端粒的研究，有了突破性的發展。有趣的是，在海佛列克發表細胞分裂說那年（一九六一年）出生的美國分子生物學家卡蘿．格萊德（Carol Greider），和另外兩位美國分子生物學家伊莉莎白．布萊盆（Elizabeth H.Blackburn）傑克．紹斯塔克（Jack W.Szostak），共同以「發現端粒和端粒酶如何保護染色體」這項成果，獲得二〇〇九年諾貝爾醫學獎。他們認為，如果端粒酶，也就是製造端粒 DNA 的酶，活性高，那麼端粒的長度就會保持不變，細胞則延遲衰老。

一九八五年，兩位澳洲的醫學博士倍里．馬歇爾（Barry J.Marshall）與羅賓．華倫（Robin Warren）發現，絕大部分的胃潰瘍都是因為感染幽門螺旋桿菌所致，治療上必須服用抗生素而非制酸劑。對於這個說法幾乎所有的胃腸科醫生都表示懷疑，因為當時的醫學界普遍認為，胃潰瘍主要是由於壓力，刺激性食物，胃酸過多引起，更別說要讓科學家、醫生相信，細菌能在酸性超強的胃裡存活，那簡直是天方夜譚。然而，二十年之後，馬歇爾與華倫卻因為這項發現，獲得二〇〇五年諾貝爾醫學獎。時至今日，以抗生素消滅幽門螺旋桿菌，已成為全球醫界治療胃潰瘍的神丹妙藥。

一九九五年美國維吉尼亞大學醫學院教授威廉．瑞傑生（William Regelson）和擁有醫學、哲學雙料博士的義大利科學家華特．皮爾鮑利（Walter Pierpaol），合寫了《褪黑激素的奇蹟》（*The Melatonin Miracle*）一書，該書一出版就登上美國紐約時報暢銷書排行榜第三名，並被翻譯成十七種語文，轟動一時。作者強調褪黑激素是一種天然的安眠物質，可以幫助睡眠、調整時差，當時國際間許多學者專家表示存疑，甚至認為這是一種偽科學的論調。直到三位美國科學家傑佛瑞．康納．霍爾（Jeffrey Connor Hall）、邁克爾．W．楊格（Michael W.Young）和邁克爾．羅斯巴希（Michael Rosbash），發現「調控晝夜節律的分子機制」，獲得二〇一七年諾貝爾醫學獎，證實了褪黑激素的確有助於睡眠、調整時差，質疑的聲浪才稍漸平息。然而，作者之一的威廉．瑞傑生卻早在二〇〇二年病逝，我不知道當年那些批評他的科學家會不會覺得汗顏。

幾千年來，人類一直無法擺脫衰老的命運，隨著年齡的增加，細胞分裂會停止，甚至破裂，引發癌症、心臟病、阿茲海默症等疾病。然而，近年來全球頂尖的科學家，前仆後繼的擠身老化領域的研究，投入的研究經費高達三千億美元以上。科學家認為，人類要想健康的活到一百二十歲，首先要解決人體細胞衰老的問題，而不是只針對疾病進行治療。

細數人類曾經戰勝過的疾病，例如小兒痲痺症、傷寒、痲疹、天花、白喉、水痘、破傷風、黃熱病等，幾乎已在世上銷聲匿跡。如果當年沒有那些疫苗和抗生素的研究先驅，那麼如今世界上可能很多人都活不過三十歲。根據國際權威期刊《自然》雜誌（*Nature*）

的報導，二〇一二年加州大學洛杉磯分校（University of California, Los Angeles）教授史蒂夫・霍華特（Steve Horvath）進行的一項臨床實驗，意外發現人類的生物年齡可以被逆轉。也就是說，生物年齡會變慢。該項試驗原本並不是針對「返老還童」進行，只是想測試生長激素是否可恢復人類胸線中的組織細胞。其實，早在一九九六年美國加州大學爾灣分校（University of California, Irvine）生物學博士葛瑞哥・法西（Gregory Fahy），就曾經給自己注射了一個月的生長激素和去氫表雄弱酮（DHEA），沒想到自己的胸腺竟然出現再生現象。這種仿造中國古代神農嚐百草，拿自己當試驗品的風險很大。根據自我實驗的文獻顯示，至今已有八人死亡，令人驚奇的是當中有十人獲得諾貝爾醫學獎。

二〇一二年日本京都大學教授山中伸彌，以「IPS 細胞（Induced Pluripotent Cell）可分化成人體內的任何一種細胞」這項研究成果，獲得諾貝爾醫學獎。未來，當人體的組織或器官一旦衰老壞死，或許將可藉由 IPS 細胞，再製造出一個新生的替換。如此一來，人類不但可以返老還童，距離長生不老也就不遠了。目前 IPS 細胞尚未應用在人體上。不過，IPS 細胞抗老化的特性，已在二〇一七年的臨床試驗中得到證明。今日隨著人口的老化，IPS 細胞已成為治療與衰老有關病症的希望之星。其實，在許多動物的實驗中，科學家早就透過各種研究，實現了返老還童和壽命的延長。

法國生物學家朱爾斯・霍夫曼（Jules Hoffmann）和美國免疫學家布魯斯・巴特勒（Bruce Beutler），因為發現免疫系統中的受體蛋白可確認微生物（包括病毒、細菌、真菌），並激發先天免疫系統的功能，獲得二〇一一年諾貝爾醫學獎。這項發現徹底改變科學家對免疫系統的理解，並對開發新型疫苗以及增強疫苗作用，產生鼓舞作用。七年後，美國免疫學家詹姆斯・艾利森（James P. Allison）和日本免疫學家本庶佑，發現「負性免疫調節治療癌症的療法」，獲得二〇一八年諾貝爾醫學獎。其實，人體免疫系統有平衡機制，具有活化與抑制的特性，有些負責活化細胞，而附著在細胞上的膜蛋白 pd-1，會抑制 T 細胞，避免過度反應。pdl1 可以和免疫細胞上的 pd-1 結合，藉由活化 T 細胞的攻擊力，殺死癌細胞。

然而，癌細胞會誘發免疫細胞的抑制反應，也就是說，會讓 T 細胞無法攻擊殺死癌細胞。因為，癌細胞表面也有 pdl1，可以和免疫細胞上的 pd-1 結合，讓免疫系統失去作用，無法攻擊殺死癌細胞。

上述這些諾貝爾獎得主的研究成果，都跟人類的老化、壽命延長息息相關，以至於近年來國際間許多科學家，都對人類的壽命可達一百二十歲以上的說法，抱持肯定的態度，也增強了我們一百二十歲是天命的信心。

全球正掀起長壽革命

美國人口普查局（US Census Bureau）今年公布的一項研究報告指出，全球人口正以前所未有的速度老化中，目前六十五歲以上人口已占全球人口的八．五％，已超過六億，依目前的趨勢來看，到二〇五〇年六十五歲以上的人口將會有十六億人，約占十七％，八十歲以上的「超高齡人口」也將大幅增加，預估會從二〇一五年的一．二六五億人上升到四．四六六億人。

科學家往昔曾斷言，人類的壽命只有六十五歲，後來提高到八十五歲，再來是一〇五歲，現在則上修到一二五歲。到底人類的壽命極限是多少呢？至少在二〇二八年以前不可能超過一二五歲，因為現在還活在世上，金氏世界紀錄認證，全世界最長壽的人日本田中加子婆婆一一七歲；而有官方文件證明的世界最長壽老人法國雅娜．卡爾曼女士一九九七年過世，活了一二二歲。抗衰老是人類面臨的重大挑戰，科學家認為人類要想活到一二〇歲以上，不能只停留在疾病的治療上面，應該克服人類細胞衰老的問題，這就牽涉到如何改變人類的基因。分子生物醫學的發展，給了人們探索壽命議題更科學的資訊。然而，無論壽命如何變化，人類的終極目標卻始終只有一個，那就是健健康康的一直活下去，而不只是苟延殘喘。其實，早在三國時期，就有人的壽命極限是一二〇歲的說法，竹林七賢的精神領袖嵇康，在其名著《養生論》中提及：「世或有謂神仙可以學得，不死可以力致者。或云上壽百二十，古今所同，過此以往，莫非妖妄者，此皆兩失其情。」並表示養生有五難：名利不滅，喜怒不除，聲色不去，滋味不絕，神慮精散。這跟當今專家所說的養生要素：樂觀積極，淡泊名利，清心寡慾，粗茶淡飯，崇尚自然，如出一轍。

時光飛逝，二〇〇〇年就這麼過去了，人類戰勝過無數的傳染病，讓它們在地球上消失。然而，自古以來人類從來都無法躲過衰老的命運，隨著人老體衰，體內細胞分裂速度變慢，導致一連串的老人疾病。你知道嗎，全世界每天至少有十萬人罹患與衰老相關的疾病而死亡。世界各國每年花費數億甚至上百億美元，投入抗衰老的研究上，試圖解開如何才能延緩衰老，使人類長壽的謎團。二〇一五年美國阿爾伯特．愛因斯坦醫學院（Albert Einstein School of Medicine）教授尼爾．巴茲萊（Nir Barzilai），針對一種抗衰老物質二甲雙胍（Metformin），向美國食品暨藥物管理局（FDA）提出人體臨床實驗的申請。

二甲雙胍是目前全球治療二型糖尿病最知名的藥物，也是世界上應用最廣泛的降血糖藥，服用它每天只需花費台幣十塊錢。事實上，尼爾．巴茲萊教授自己也在預防性地服用這種藥物，因為他的父母都患有糖尿病。巴茲萊教授曾經針對六百多位年齡在九十五歲至一〇八歲的德裔猶太人進行長壽研究計畫。他發現這些百歲老人的血液中，所含有的高密度脂蛋白（HDL）的水平，比普通人高很多，而且他們都不是素食主義者，也沒有一個人吃過酸奶。遺憾的是，他們都堅持不願意透露飲食習慣與長壽的祕訣。

二〇一六年二甲雙胍開始進入人體臨床試驗，以證明是否具有延長人類壽命的功效。這是美國食品暨藥物管理局，首次批准抗衰老藥物的臨床科學試驗。這項新的臨床實驗稱為「二甲雙胍抗老化（Targeting Aging with Metformin, TAME）」，招募了六千名七十到八十歲，罹患癌症、心臟病以及失智症的患者進行研究。一般而言，人體臨床試驗需進行五期，時間約八到十年左右，臨床試驗費用可能高達數億美元。美國食品暨藥物管理局的資料顯示，在針對人類的臨床試驗使用的藥物中，只有一〇%獲得了美國食品暨藥物管理局的批准，衷心期待此一臨床試驗會有令人興奮的結果。此外，英國卡迪夫大學（Cardiff University）一項納入十八萬人的大規模研究發現，長期服用二甲雙胍的二型糖尿病患者的平均壽命，比非糖尿病患者還要長，而且二甲雙胍對非糖尿病患者的健康也大有幫助。卡迪夫大學領導該項研究的克萊格．柯里（Craig J Currie）教授說：「二甲雙胍具有抗癌作用，也可幫助人們避免罹患心血管疾病。」

二甲雙胍於一九二二年發現，一九五七年才由法國科學家詹姆．斯特奈（Jean Sterne）開啟了二甲雙胍人類應用的臨床研究，一九九四年美國食品暨藥物管理局批准用於治療糖尿病。它的效用源自一種含有 NMN（煙醯胺單核苷酸），名為法國紫丁香（French lilac，又名山羊豆）的古老草藥。

長壽藥物聽起來好像是一種幻想，然而科學家已證實有些化合物，似乎具有延長壽命的功效，例如白藜蘆醇（Resveratrol）可以激活去乙醯化酶（Sirtuins）來延緩衰老。Sirtuins（縮寫為 SIRTs）是一組在人體細胞中存在的蛋白質，共有七個亞型 SIRT1~SIRT7。SIRTs 蛋白在細胞抗逆性、能量代謝、細胞凋亡和衰老過程中具有重要作用，故被稱為長壽蛋白。如果 Sirtuins 活性正常，細胞就能該休息就休息，該工作就工作，運作靈活效率高；如果 Sirtuins 活性減低，那麼細胞就會疲於奔命不停地工作，這個時候的細胞處於紊亂的狀態，衰老就會加速。

一九六三年，科學家發現白藜蘆醇有抗氧化，抗發炎的作用。事實上，白藜蘆醇是植物為了防止真菌感染而產生的一種抗毒素，存在於許多水果蔬菜中。二〇一七年英國阿克塞特大學（University of Exeter）分子遺傳學教授洛娜・哈莉絲（Lorna Harries）曾進行一項實驗，利用白藜蘆醇的類似化學物質，成功的使人類的老化皮膚細胞開始分裂，而且細胞的端粒不會變短反而變長。這項實驗出乎意外地，讓人類的老化細胞恢復了活力，變成年輕的細胞。這種化合物質在紅酒、黑巧克力、紅葡萄、鳳梨、花生和藍莓中普遍存在，只是含量非常稀少。科學家分析，愛吃甜食、牛排、油炸食物等等高膽固醇食品的法國人，是因為常喝紅酒，才很少患上心血管疾病，而其中的關鍵就是白藜蘆醇，一種存在於葡萄和紅酒中的多酚類物質。

哈莉絲教授的實驗，成為全球最早逆轉人體細胞老化的實驗，她希望自己的實驗成果，能催生新一代的抗衰老藥物誕生，以治療一系列的老年疾病。

英國《每日郵報》二〇一七年五月三十日報導，俄羅斯聖彼得堡生物統計老年學研究所所長佛拉基米爾・哈文森（Vladimir Khavinson）教授，在日內瓦國際壽命研討會上說：「在未來六十年的時間裡，人類壽命可能會達到一二〇歲，衰老的其中一個主要因素是蛋白質合成減少。」佛拉基米爾・哈文森教授補充說：「如果擁有健康的生活方式，就將會有一個良好的開端，乾淨的環境、新鮮的食物、運動以及醫療的進步，尤其是胜肽（peptide）技術的進步，可以讓今天的年輕人活到一二〇歲。

最重要的是我們要明白，沒有人想過一個長久卻不健康的生活，我們現在的主要目標就是，讓人們盡可能保持長久的健康。」研究表明，延緩我們生物或「內在」衰老過程是完全有可能的，與人體DNA相互作用的藥物，可更長久地維持人體機能，這可能有助於我們比目前八十一歲的預期壽命多活幾十年。此類藥物已經有六種在俄羅斯獲得許可，包括維持免疫系統功能的胸腺素（Thymalin）和保護大腦活動的皮脂素（Cortexin）。專家們強調，這些藥物應該結合健康的生活方式：地中海飲食、經常運動、避免壓力。國際老年醫學學會臨床科主任醫學博士馬里奧．巴巴加洛（Mario Barbagallo）說：「地中海飲食是世界上最完美的飲食習慣，根據研究，保持這種飲食習慣的人壽命更長，罹患心血管疾病、肥胖、動脈粥樣硬化、糖尿病和癌症的機率更小。」

今年九十二歲的華人首富李嘉誠，據說從二〇一六年開始，就服用一種含有NR（煙醯胺核糖）成分的保健食品。服用之後，感覺自己似乎變年輕，充滿活力，高興之餘，花了近八億台幣投資生產這款保健產品的美國Chromadex公司。獲得李嘉誠投資之後，這款保健食品就堂而皇之的進入李嘉誠的香港一百多家屈臣氏了，並且以李嘉誠為噱頭，進行大規模的營銷。登入屈臣氏官網就可以看到它的宣傳海報就是「超人都有食」。而且，這款保健食品的宣傳資料裡稱它的有效成分 NR，被六位諾貝爾獎得主大力推崇。NR 是給人體細胞提供能量的 NAD（煙醯胺腺嘌呤二核苷酸）的前體物質，屬於維生素 B3 群組之一，與它屬於同類的還有 NMN（煙醯胺單核苷酸）。NR 跟 NMN 都可以增加人體內 NAD 的合成。科學家表示，這可達到抗衰老的效果。NR 是二〇〇四年美國愛荷華大學（University of Iowa）生物化學系教授查爾斯・柏瑞納（Charles Brenner）發現的，是 NAD 的主要前體。NR 的功效在於，能夠刺激人體諾加因子（NAD）的分泌，提升其水平，而諾加因子是人體新陳代謝、能量合成以及細胞修復所必需的物質。不過，隨著年齡的增長，諾加因子的分泌會逐步減少，衰老隨之而來。

此外，人類暴露在各種壓力環境之下，諾加因子的水平也會下降。而 NAD+（NAD 以兩種形式存在：氧化和還原形式，分別縮寫為 NAD+ 和 NADH。）是人體內重要的輔酶，市面上宣傳與 NAD+ 相關的抗衰老產品，無論 NR 還是 NMN 都是在補充 NAD+。然而，隨著年齡的增長，NAD+ 在人體內的含量逐漸降低，粒線體和細胞核之間的交流受損。許多研究認為，NAD+ 的減少損害了細胞產生能量的能力，這也可能是我們衰老和罹患各種疾病的原因。科學家研究發現，NMN 可以逆轉衰老，而 NMN 就是 NAD+ 的最直接前體。服用 NMN，可以提高 NAD+ 水平。但直接服用 NAD+ 是無效的，因為分子量太大，只能透過注射進入人體細胞。人的一生中，體內 NAD+ 濃度最高的階段，就是嬰兒到兒童這個年齡層，所以此一階段也是人體生長速度最快的階段。一旦進入中年（四十歲到六十歲），NAD+ 的水平能量就會下降五〇%，細胞將很難維持健康的能量。現代人腦的重量一三〇〇～一五〇〇g，占體重的二%，但腦所消耗的能量卻占體重的二〇%。大腦高度依賴血流供應，以確保大腦維持正常生理活動所需的氧和能量。腦血管內皮的逐漸衰老，會造成腦功能失去活性與腦組織損傷，還會導致與年齡相關的認知障礙和痴呆。NMN 具有良好的腦血管保護作用，能夠改善老年皮質衰老導致的老年痴呆。換言之，NMN 讓大腦更年輕了。人的大腦類似於電腦的 CPU，電路的老化生鏽會拖垮整個 CPU 的性能。NAD+ 是一種在內皮細胞中，維持粒線體功能的關鍵調節因子，NMN 作為 NAD+ 的直接前體，因此被科學家寄予厚望。

其實，NAD+ 並不是全新的發現，而是一個已經經過一百多年研究的物質。諾貝爾化學獎、醫學獎得主們為它訂定了研究基礎。一九〇四年，英國生物化學家亞瑟．哈登爵士（Arthur Harden）首次發現 NAD+（哈登爵士在一九二九年獲得諾貝爾化學獎）。接著，奧伊勒．歐爾平（Hansvon Euler-Chelpin）首次分離提純 NAD+，並發現其二核苷酸結構（歐爾平一九二九年獲得諾貝爾化學獎）。奧托．沃伯格（Otto Warburg）首次發現 NAD+ 作為輔酶在物質和能量代謝中的關鍵作用（沃伯格一九三一年獲得諾貝爾醫學獎）。二〇一六年，美國國立抗衰老研究中心的科學家們發現，人體補充 NAD+，最終能通過粒線體和 DNA 修復來延長壽命，提升健康水平。二〇一七年，諾貝爾醫學獎得主美國遺傳學家霍爾（Jeffrey H. Hall）、羅斯巴西（Michael Rosbash）、楊格（Micheal W Young）發現：透過補充 NAD+ 的前體 NMN，能夠調節睡眠失常的人紊亂的生理時鐘，使其恢復正常的晝夜節律。

此外，有七位目前依然健在的諾貝爾化學獎、醫學獎得主，都對 NAD+ 抗衰老理論表達了強烈的支持。

科學家分析，NAD+ 是人類壽命延長的理論核心，人體提升自身 NAD+ 水平，最方便有效的方式是口服 NMN。其實，NMN 的作用原理，簡單的說是可以增加體內 NAD+ 的合成，來產生抗衰老效果。它在心血管、神經退化性疾病等方面的抗衰老作用，被《自然》（*Nature*）、《科學》（*Science*）、《細胞》（*Cell*）等權威期刊不斷證實。由於 NMN 修復了因太空輻射損傷的太空人的 DNA，和恢復失重下骨骼肌損失的作用，美國太空總署（NASA）在二〇一六年和二〇一八年，兩次為 NMN 研究的領導者哈佛大學抗衰老研究中心主任大衛·辛克萊博士（David Sinclair）頒獎。而大衛本人也因為其抗衰老領域的貢獻，被他的祖國澳大利亞政府授予澳大利亞勳章和（時代）雜誌二〇一八年健康風雲人物。其實，大衛・辛克萊博士正是率先發現 NMN 可以顯著延長壽命二〇%的科學家。在此之前，哈佛大學、麻省理工學院、華盛頓大學、日本慶應大學等，全球頂級科研院所的研究，和發表於《自然》、《科學》、《細胞》等國際頂級學術期刊的近百篇論文，均確認了 NMN 顯著逆轉衰老、延長壽命的巨大潛力，包括使與人類相近的哺乳動物壽命延長三〇%以上。

現任哈佛醫學院（Harvard Medical School）遺傳學終身教授的大衛・辛克萊博士，是近年來享譽國際抗衰老研究的風雲人物。二〇一九年大衛博士進行了一項補充 NAD，逆轉衰老的人體實驗，取得了重大的發現：人類細胞可以被細胞重編程（Reprogramming），衰老的器官也可以被重新激發而獲得新生。大衛博士過去二十年來一直致力於抗衰老的研究，主要針對 SIRTUIN（被稱為細胞「長壽蛋白」）基因，究竟是如何影響疾病和抗衰老的作用。八〇年代長壽基因被遺傳學家發現存在於我們的身體中，然而以目前的科技水準似乎還無法延長人類的壽命。現今人類抗衰老的技術，遠超過人們從良好的飲食習慣和運動中所獲得的好處。大衛博士目前正在為一種可減緩衰老的新藥進行臨床試驗，他信心滿滿的想證明衰老是一種可治療的疾病。如果成功了，大衛博士承諾將向全世界提供抗衰老的藥物，他甚至表示世界上第一個宣布衰老是一種疾病的國家，他將以成本價為這個國家的國民提供一種抗衰老的藥物。

歐美媒體曾經報導過這麼一段真實溫馨的故事：一個成長在澳洲雪梨北部的澳大利亞男孩，從小受到祖母無微不至的照顧，祖孫感情深厚，男孩長大後不忍曾經洋溢著青春活力的祖母，一天天衰老，變得老態龍鍾、步履蹣跚，發下誓言決心找到對抗衰老的方法。奮鬥了幾年，皇天不負苦心人，他如願進入全球頂尖的一流學府麻省理工學院和哈佛大學就讀，最後成為哈佛醫學院終身教授，並且好不容易找到了全球矚目的逆轉衰老的關鍵物質NMN。這個故事的主人翁，就是近年來全球生技界炙手可熱的人物，也是未來諾貝爾醫學／生物獎熱門人選大衛．辛克萊博士。

大衛．辛克萊博士發現NMN的驚人效果後，他的家人便成為首批「小白鼠」，辛克萊的妻子也擁有麻省理工學院遺傳學博士學位。當她觀察到，自己家的狗服用了NMN後，產生了不可思議的年輕化逆轉，她就開始服用這種物質，辛克萊的父親也持續服用多年。

二〇一九年六月美國華盛頓大學（University of Washington）醫學院教授今井真一郎（Shin-ichiro Imai）在國際科學雜誌《細胞代謝》（*Cell Metabolism*）發表論文，他發現具有抑制老化功能的長壽基因……NAD，該基因產生的酶……NAMPT，成為抑制衰老的關鍵。雖然這種酶人體內都有，但會隨著年齡增長而逐漸失去作用。今井教授注意到使這些酶保持活力的生物物質NMN，在日常食物中，蔬菜如花椰菜（〇．二五～一．一二mg NMN／一〇〇g）和大白菜（〇．五～〇．九〇mg NMN／一〇〇g），水果中的酪梨（〇．三六～一．六〇mg NMN／一〇〇g）、番茄（〇．二六～〇．三〇mg NMN／一〇〇g），肉類如牛肉（〇．〇六～〇．四二mg NMN／一〇〇g），黃瓜、毛豆都含有，只是含量少。今井真一郎披露：二〇一六年其研究團隊與日本慶應大學合作，是世界上首次對NMN物質進行人體應用臨床研究，經過三年多以來，NMN的人體一期臨床反饋積極，目前正在進行後續試驗。在人體應用臨床研究迅速推進的同時，嚴謹的科學驗證過程及驚人的實驗數據，讓NMN一夕成名，瞬間爆紅，很多富商巨賈爭先恐後地透過各種關係，從實驗室獲取NMN，供自己服用，自告奮勇地以親身體驗的方式充當「小白鼠」。今井真一郎強調：NMN不是「萬能藥物」，並不能讓人長生不老，其作用主要是延長「健康壽命」，也就是延長人類即使到了垂暮之年，也能保持年輕、健康的生活狀態。

最早將NMN投入應用的是美國太空總署，主要是為了修復太空中的高能粒子輻射對太空人DNA的損傷，但真正將NMN首先商品化的是日本。二〇一五年四月一日，日本就已開始向全球銷售。二〇一八年，美國生物技術公司 Herbalmax 推出了一種以 NMN 為主要成分的抗衰老保健品「Reinvigorator」，瞬間在全球引發搶購風潮。Herbalmax 通過生物酶催化技術，成功將 NMN 的價格下降了九〇％以上，從駭人的二萬美元／月，拉低至二五〇美元。

二〇一九年七月，股神華倫・巴菲特（Warren Buffett）旗下全球供應鏈龍頭麥克萊恩（Mclane）公司，與美國生物技術公司 Herbalmax 合作，為 NMN 這款保健品打開全球通路。一直對生物技術領域保持距離的巴菲特，破例正式加入了這場方興未艾的長壽革命。「不熟不做」是巴菲特的投資鐵律，他曾經說過：「我的嘴放在哪裡，我們公司的錢就放在那裡。」美國總統川普的科技顧問，舊金山矽谷風險投資大師彼得・蒂爾（Peter Thiel）公開宣稱：自己幾乎每天必吃抑制衰老的保健品。巴菲特最親密的朋友，世界第二富豪比爾・蓋茲（Bill Gates）曾暗示：身邊很多富豪朋友已經在服用類似 NMN 的保健品，自己也會考慮。比爾・蓋茲還透露：九十四歲的父親深受衰老帶來的智力退化折磨，令他擔心自己的大腦智力是否有可能損傷，因此捐出一億美元用於相關研究。二〇二〇年四月，比爾・蓋茲再度捐獻了一・五億美元，作為對抗流行病毒，包括新冠病毒（COVID-19）的疫苗研發經費。

資料顯示，早在二〇一一年，美國食品巨頭大衛・霍華德・默多克（David Howard Murdock）就斥資五億美元在馬里蘭州建立了長壽和健康飲食研究中心，全球首富亞馬遜創始人傑夫・貝佐斯（Jeffrey Bezos）投資一・二七億美元用於抗衰老研究；美國媒體大亨福斯集團主席魯伯特・默多克（Rupert Murdoch）斥資五億美元，也在馬里蘭州建立長壽研究中心；谷歌兩位創始人拉里・佩奇（Larry Page）和薛爾蓋・布林（Sergey Brin）投資七億美元，藥品公司 AbbVie 投資八億美元，共同成立 Calico 公司，目標是「延長壽命、治癒死亡」。全球第三大（營業額排在強生公司、輝瑞之後）製藥公司葛蘭素史克（Glaxo Smith Kline）也投入十億美元，從事抗衰老的研究，甲骨文創始人拉里・埃里森（Larry Ellison）捐贈了三・七億美元用於抗衰老研究；臉書執行長（Facebook CEO）馬克・祖克柏（Mark Zuckerberg）和妻子普莉希拉・陳（Priscilla Chan）宣布建立 BioHub 生物中心，將在未來十年內投入一三〇億美元，本世紀之內治癒人類疾病。俄羅斯媒體大亨德米特里・伊茨科夫（Dmitry Itskov）聘請了一百多位科學家，投入十億歐元啟動「阿凡達」計畫，力圖通過上傳人類意識實現永生。阿里巴巴的創辦人馬雲，二〇一八年時曾經表示未來二十年，他將投資一二〇〇億人民幣在健康養生的領域。

台灣首富郭台銘先生的至親因癌症（妻子林淑如乳癌，胞弟郭台成血癌）離世，促使郭董捐款兩百五十億台幣（超過八億美元）建立癌醫中心，郭董希望能使台灣甚至整個華人圈的乳癌，血癌及其他各種癌症的患者，得到更好的治療及預防，更期盼未來有一天能使癌症變成一種慢性病，也信心十足地認為，自己一定可以健康的邁向一二〇歲的天年。此外，日本企業巨頭軟銀集團創辦人孫正義投資十一億美元到一家生物製藥公司Roivant，這筆巨額投資成為有史以來，規模最大的單筆生物科技領域的投資。這家生物科技公司主要研發治療子宮內膜異位，子宮肌瘤，尿失禁，老人痴呆跟阿茲海默症的藥物。

這一連串的善行義舉，把富豪們對科技續命的渴望，刻畫得入木三分。未來五年內，逆轉衰老、延長壽命的生物科技，其市場產值將在二〇二五年增加到六千億美元以上。美國著名經濟學家保羅·皮爾澤（Paul Pilzer）在他的大作《*The wellness revolution*》（健康革命）中，將其稱為繼IT產業之後的「健康革命」。這一趨勢從上述商場大亨近期的一些舉措，或多或少都能察覺到，而他們對商場上的敏銳嗅覺，正是你我這種凡夫俗子遠遠不及。

猶記得蘋果教父史蒂芬·賈伯斯（Steve Jobs）身患絕症之後，動用多方資源，花了五千萬美元，才延續了八年的生命。媒體報導，賈伯斯在二〇〇三年，被發現身患胰腺神經內分泌腫瘤之後，便立刻啟動一連串的先進治療方案。根據《財富》雜誌報導，為了最大限度利用當時的尖端醫療技術，賈伯斯曾經好幾次飛往歐洲，進行一種肽受體放射性同位素療法（PRRT），即通過將小劑量的放射性同位素，摻入高度細胞靶向的蛋白質，再使其通過血液循環，被神經內分泌腫瘤細胞選擇性吸收，從而實現精準的放射性治療。儘管PRRT在二〇一八年才獲得FDA批准上市，但在賈伯斯患病的十幾年前，只有歐洲的個別研究機構能夠提供此類治療，不過花費十分昂貴。

不僅如此，為了能夠獲取最精準的靶向治療方案，賈伯斯還結合哈佛大學、麻省理工學院、斯坦福大學、約翰霍普金斯大學四所頂級生物科學研究所之力，對其體內的正常細胞和癌細胞，進行了歷時七年的全基因組測序。根據《史蒂夫．賈伯斯傳》作者沃爾特．艾薩克森（Walter Isaacson）透露，這一經歷也使賈伯斯成為世界上最早獲得完整基因序列的二十位人士之一。更誇張的是，二〇〇九年在肝臟活體極為稀少的情況下，已經身患胰腺癌的賈伯斯居然在一個月內，就越過排期跨州獲得了肝臟活體，成功進行了肝臟移植手術，這對普通人來說根本無法想像。事實證明賈伯斯的努力獲得了巨大的回報，儘管這一驚世駭俗的高科技治療之旅，耗資超過五千萬美元以上，但卻成功幫助他奇蹟般的突破了胰腺癌患者平均不到十個月的剩餘生命，並且在長達八年的「第二生命」裡，成功將蘋果公司推上了全球第一科技業的寶座。

除了賈伯斯，現代最偉大的F1（一級方程式賽車）車手之一麥可．舒馬克（Michael Schumacher）也是高科技續命的另一實例：二〇一三年十二月二十九日，舒馬克在法國阿爾卑斯山區滑雪時發生事故，頭部撞到岩石，嚴重受創陷入昏迷，專家預估舒馬克可能成為永久性植物人，舒馬克的妻子蔻琳娜（Corinna Schumacher）憑藉堅強信念和七冠王所累積的巨額獎金，組建了一支多達十五人的醫療團隊，全天二十四小時對其進行持續治療。多年來，為了支付龐大的治療費用，舒馬克的妻子蔻琳娜被迫賣掉了別墅和私人飛機。英國媒體報導，舒馬克自從出事以來，估計已經花了二千八百萬美元（約八．二億台幣）。目前，舒馬克在家中接受良好的療程，一周要花費五萬英鎊（約新台幣一九〇萬元）的治療費用。

其實，如果享受不到健康的長壽生活，反而是在疾病折磨中多存活二十年，對普天下的所有人來說，這樣的生命又有什麼意義呢？延緩衰老不是延緩一種疾病的纏身，而是所有疾病，延長壽命是延長健康的壽命。如果只是單方面的延長壽命，就失去了生命的價值。健康的延年益壽才有價值，而NMN正好滿足了這一點，它已成為全球抗衰老的王牌。端粒被科學家認為是壽命的時鐘，而NMN可以維持端粒的長度；幹細胞的衰竭被認為是衰老的開始，NMN又可以激活幹細胞；NMN這個物質儼然已經成為續命的仙丹了。

巴菲特是世界上最頂尖的資產管理者，也是公認最成功的健康管理者。巴菲特毫不掩飾對長壽的渴望，對他來說，長壽比財富更讓他珍惜。而巴菲特九十六歲黃金搭檔和摯友查理．孟格（Charles Munger）也是抱持同樣的觀點，他最喜愛下面這句格言：「別老得太快，聰明得太晚。」這也是許多富豪大亨的目標。查理．孟格還透露幸福長壽的祕訣：「不要嫉妒怨恨，更不要鋪張浪費，遇到麻煩保持樂觀，做你應該做的事。」

二〇一八年五月，查理．孟格接受世界十大財經媒體之一，中國《紅周刊》專訪時表示，在美國什麼人長壽，教授、法官、價值型投資人？誰短壽，記者、律師、炒短線的交易員，還是酗酒、過度吸菸的人？價值型投資人是讓市場來為他們服務，如果是目光短視，賭徒性格的交易員最糟糕，他們壓力大，分分秒秒都想著賺錢，而且都喜歡抽菸喝酒，所以死的最快。記者也會抽菸喝酒，做事情都在趕時間，總是處於壓力之下，所以有的人年紀輕輕就死了；法官則是端坐在那裡，遵循法律法庭的規則，時間以自己的為準，沒有人告訴他應該怎麼判決，完全由自己做主；律師就不是這樣，壓力大問題一大堆，時間不夠自己支配，所以有些訴訟律師英年早逝。而大學教授通常都很長壽。

華人首富李嘉誠的目標是活到一一五歲，美國總統川普的科技顧問彼得．蒂爾的目標活到一二〇歲。據說，他每三個月要花費幾萬美元，從十八歲的年輕人身上獲得血液，以維持年輕狀態。美國媒體大亨福斯集團主席魯伯特．默多克則想活到一二五歲。

全球最頂尖的抗衰老科學家正在顛覆我們對衰老的思考方式，世界上最偉大的一些企業家與科學家，也正在掀起一場驚天動地的長壽革命。活到一二〇歲不再是天方夜譚，它正一步一步的逐漸成為真實。香港頂級富豪李兆基接受鳳凰衛視專訪時曾表示，若能再獲取三十年青春，他願意用一千億港幣去交換。這也正驗證了蘋果創辦人賈伯斯（Jobs）曾說過的那句話，「沒有人想死，即使是那些想上天堂的人，也渴望能活著上天堂。」

老化時鐘——松果體

幾千年來，人類一直深信老化就像時間和歲月的流逝一樣，是無法避免的，逝去的每一年都會在自己的臉上，留下歲月的刻痕。傳統的醫學觀點認為，老化是由一連串的器官衰退所導致的。然而，現今科學家的看法卻迥然不同，他們認為一旦人體老化，器官系統就會衰退，引發身體感染疾病，伴隨疾病的發生，人體便加速老化。也就是說，先老化才感染疾病，而非先身染疾病，才導致老化。因此，科學家日夜匪懈的投入科學研究，想找出避免人體老化的關鍵。

其實，早在三十年前，享譽國際鑽研人類衰老問題的美國維吉尼亞州立大學（Virginia State University）醫學院教授威廉・瑞傑森（William Recelson）就發現，松果體是人體的老化時鐘，主宰人類的老化過程。還記得說過「我思故我在」的那位法國著名哲學家笛卡兒（Rene Descartes）嗎？笛卡兒堅信：「人的靈魂是由松果體所控制」，而印度的神祕主義者相信：「松果體是人類的第三隻眼」。松果體（Pinealgland）長度五到八毫米，寬度三到五毫米，重量一二〇到二〇〇毫克，是位於大腦深處的一個小小內分泌腺體，稍微帶點紅的灰白色豆狀小體。松果體的成長在兒童時期（大約七到八歲）達到巔峰，若松果體受損，就會出現早熟與生殖器官過度發育的現象。人類的松果體非常細小，並且隨著年齡的增加而萎縮。有趣的是，女性的松果體比男性稍微大一點，或許這就是女性的平均壽命比男性高的原因。松果體的活動具有明顯的週期性，它所分泌的褪黑激素會隨著日光照射減少，一旦遇到黑暗則會增加，對晝夜節律的功能產生影響。除此之外，松果體還會表現出月、季、年的週期變化，更具有調節內分泌系統與免疫系統的功能。

松果體是人類神祕的「第三隻眼」，可以透過靜心、冥想、打坐等，由體內的能量激發活化它的原始功用，捕捉肉眼看不見的不可見光，不需經過瞳孔、水晶體、視覺神經等的傳導，直接在腦海中成像。一般人都相信自己雙眼所看到的事物，所謂眼見為憑，看不見的就不相信，其實世界上已經有不少人，透過上述的方式，開啟了他們的第三隻眼，才真正了解到什麼叫大開眼界。

松果體是透過眼睛來感應光線，當光線進入瞳孔到達視網膜的時候，眼球內部的感光膜會藉由視覺神經，將訊息傳達到視交叉上核（Suprachiasmatic nucleus）。白天的時候，光線進入眼睛直達視交叉上核。夜晚的時候，視交叉上核會傳遞訊息到松果體，而傳達到松果體的光照量，會決定褪黑激素（Melatonin）究竟要分泌多少。由於光線會抑制褪黑激素的分泌，因此隨著季節變化的晝夜長短，往往左右褪黑激素分泌的多寡。自遠古時代開始，人類就遵行自然節律來決定早上何時起床，晚上何時睡覺。事實上，這是體內的松果體配合自然節律運作所導致。今天，松果體依然持續同一個模式運作。也就是說，不論古今，只要夕陽西下，天一黑，人類就會因為體內褪黑激素的分泌，配合自然節律來作息。

除此之外，松果體對動物而言，也一樣扮演同樣的角色。春天的時候，動物體內的松果體感應到晝長夜短的信息，獲知應該是遠行的時候了，晚秋的時候，晝短夜長，松果體就會刺激動物毛皮的生長，以便度過寒冬。由於松果體的活動受光照的明顯影響，所以生活在南北極的動物，牠們的松果體季節性變動特別顯著，在太陽不落的夏季，松果體的活動幾乎完全停止；在漫長而黑暗的冬季，松果體的活動相當活躍，分泌大量的褪黑激素，繼而抑制生殖活動。可能正是這個原因，居住在北極的愛斯基摩人，由於冬天處在黑暗之中缺乏光照，褪黑激素分泌增加，抑制了下視丘（Hypothalamus）、腦下垂體

(pituitary gland),卵巢系統,因而婦女在冬天便停經了。而且,愛斯基摩的少女初潮往往延遲到二十三歲左右才出現。近年來還發現,燈光和陽光一樣,同樣對褪黑激素的分泌產生抑制作用,如此一來,青少年性腺的發育,就不會受到減弱的影響,因此一般經常熬夜晚睡的孩子,或多或少都會有性早熟的現象。

二〇一七年諾貝爾醫學獎三位得主找到了影響生理時鐘的因素,他們發現控制生理時鐘的是大腦中一個叫做視交叉上核(簡稱 SCN)的地方起作用。影響人清醒或睡眠的是 SCN 處延伸出的兩束神經,這兩束神經與大腦中的松果體相連接,也就是說主要是受松果體所分泌的褪黑激素影響。褪黑激素是松果體分泌的一種荷爾蒙,幫助人體從小建立規律的作息,胎兒在母體時就透過胎盤吸收褪黑激素,即使出生後一,兩週無法自行製造褪黑激素。然而,一旦斷奶之後自然就會自行分泌。褪黑激素的分泌在兒童時期達到頂點,青春期則開始減少分泌,而其他的荷爾蒙分泌攀升,藉以提醒人體已進入思春期。隨著年齡的逐漸增長,褪黑激素的分泌物持續減少,五十歲開始呈現大幅度的下降,六十歲之後褪黑激素的分泌量,大約只有二十歲時的一半,當褪黑激素分泌量減少時,人體便開始顯露出種種老化的跡象。

近年來,全球醫學界對松果體所分泌的褪黑激素的功能日益了解,才使我們可以進一步窺視松果體的奧祕。褪黑激素的化學結構非常簡單，但是在人體內卻具有舉足輕重的作用，它監視著體內各種腺體、器官的運作，指揮各種荷爾蒙維持在正常的濃度；抑制人體交感神經的興奮，使血壓下降、心跳速率減慢、降低心臟的負荷；還能減輕精神壓力、提高睡眠品質、調整生理時鐘、紓解時差的不適感，更具有加強免疫功能、殲滅細菌、病毒及預防癌症、老年痴呆症等疾病。

褪黑激素是由負責神經傳輸功能的上皮胺素（Epithalamin）轉化而來。白天的時候，人類有意識的活動極為活躍，需要更多的上皮胺素來供應神經細胞；而到了晚上或靜坐時，情形卻恰恰相反，有意識的活動變少了，因此有更多的上皮胺素轉化為褪黑激素。可是，一旦眼球見到光，褪黑激素的合成就被抑制住了，這就是為什麼上夜班的人、深夜開燈睡覺的人，免疫功能會下降，比較容易罹癌的原因。研究發現，深夜明亮的燈光會減低女性體內褪黑激素的分泌，增加雌激素的水平，使得夜班工作的女性罹患乳癌的機率增加。此外，精神病患者體內褪黑激素含量，明顯低於正常人。

人類的衰老有許多科學上的論點，除了導因於DNA尾端的端粒因為細胞分裂而縮短之外，前文提到的美國維吉尼亞州立大學醫學院教授威廉・瑞傑森，三十年前就已經在實驗中發現，人類大腦中的松果體會分泌一種上皮胺素（Epithalamin），可以激活端粒酶，促使端粒的長度增加，避免細胞分裂停止跟人體老化。但隨著年齡增長，松果體分泌的上皮胺素就會不足，導致衰老。只要補充松果體所分泌的褪黑激素跟上皮胺素，就可以延緩人體的老化。褪黑激素跟上皮胺素這兩種荷爾蒙是相輔相成的，均由氨基酸組成，褪黑激素是由色胺酸（Tryptophan）跟5-羥色胺（Serotonin）所合成，上皮胺素則是由天冬胺酸（Aspartic acid）、丙胺酸（Alanine）、谷胺酸（Glutamic acid）、甘胺酸（Glycine）合成。褪黑激素在夜晚分泌，具有鎮靜作用；上皮胺素通常在白天分泌，能激發組織、器官的活性，改善因為年齡增長，晝夜節律失調，睡眠週期改變的現象。另外，松果體與性功能關係密切，禁慾可以激活其神經通道，而褪黑激素能遏制年輕人的性功能，延長生育期。

上皮胺素就如同褪黑激素一樣，在動物實驗中也發揮了延年益壽，延緩衰老的作用。它的功能還包括，促使癌細胞萎縮，降低X光對人體的傷害。上皮胺素還可增強免疫系統，降低血脂肪。例如，膽固醇、三酸甘油脂。最令人驚奇的是，吃了上皮胺素的老鼠，即使早已過了繁殖的年齡，卻仍然能夠受孕跟生產。如今，上皮胺素已被當作可延緩衰老，保持生育能力，讓接近更年期的婦女受孕的藥物在市場上販售。中年以後補充上皮胺素，可以使人體的松果體恢復分泌褪黑激素。在人體臨床研究中，上皮胺素可以誘導人體細胞中端粒酶的活性，顯著增加五十歲到八十歲年齡層的人，血液細胞端粒的長度。

上皮胺素（Epithalamin）是一九九二年由佛拉基米爾・迪爾曼（Vladimir Dilman）教授，所領導的一群俄羅斯聖彼得堡腫瘤學研究院的科學家分離出來的，幾年前才由俄羅斯老年醫學家佛拉基米爾・哈文森合成Epitalon。它是一種來自松果體的胜肽製劑，也就是內分泌系統的調節劑，可增強褪黑激素的分泌。經過多年的實驗和臨床研究，這種胜肽製劑已獲准在俄羅斯和獨立國協的國家用於醫療用途，也在許多國家包括美國、加拿大、澳大利亞、歐洲、日本、韓國、以色列等都享有專利保護。然而，Epitalon的功效和安全性，尚需要科學界進一步的評估，也尚未獲得FDA的批准，因此不能用於治療任何疾病，但在美國它被當做「化學研究品」出售。簡單的說，購買者都被當作研究者，以至於消費者可以在各大賣場和健康食品店買到，只是價格並不便宜。

此外，想延緩衰老，健康長壽，就必須重視人體的免疫系統。一八九一年，德國微生物學家羅伯・柯霍（Robert Koch），首次確定微生物是傳染病的罪魁禍首，也因結核病的研究獲得了一九〇五年的諾貝爾醫學獎。現代免疫學的創始人，骨髓移植的先驅羅伯特・艾倫・古德（Robert Alan Good）博士曾說：人類生存於微生物的汪洋大海中，免疫系統就是人類的救生圈。一九六〇年諾貝爾生物醫學獎得主澳大利亞病毒學家弗蘭克・麥克法蘭・貝奈特（Sir Frank Macfarlane Burnet）認為，免疫系統除了保護身體免受外來微生物的攻擊以外，也執行體內的維安任務，阻止突變細胞的生存和繁殖。人體每天會產生數以萬計的異常癌細胞，免疫系統通常會認出這些細胞，在它們分裂之前，便加以消滅，但是當防衛機制因為某種原因被削弱之後，便無法達成這項任務，惡性細胞繁殖的時候，會以驚人的速度分裂，侵犯正常組織，最後導致人體衰亡。

人體的免疫系統會隨著老化，出現失調的現象，人體罹患疾病也是因為免疫系統出了毛病所致，免疫系統就好比是人體的偵測雷達，每一分每一秒都在偵測有無病毒、細菌等入侵。只要人體的免疫系統正常，健康就無需掛慮。相反的，當免疫系統衰弱時，人體將很難抵禦病毒及細菌的感染，也無法分辨出正常和不正常的細胞。免疫系統可以檢測小到病毒大到寄生蟲等，各類病原體和有害物質，並且在正常情況下，能夠將這些物質與生物體自身的健康細胞和組織區分開來。

身為人體的守護者，免疫系統必須清楚辨識本身，以及外來的有害細胞，保護自己的抗原免於受到外來抗原的破壞。當人體老化時，會喪失部分免疫系統的記憶細胞，在無法準確的區分你我之下，免疫系統很容易出錯。一旦記憶細胞完全消失，老化的免疫系統就無法防止外來細胞侵入體內，造成細菌和病毒的感染。如此一來，在無法分辨敵我的狀態下，免疫系統往往就會攻擊自身的組織，引發自體免疫疾病。常見的自體免疫疾病包括慢性甲狀腺炎、類風濕性關節炎、第一型糖尿病和全身性紅斑性狼瘡。褪黑激素的功效之一就是在避免人體免疫系統辨識力的衰退，能夠快速區分你我。再者，免疫系統失調就是因為接收到松果體老化的訊息，指示必須隨之老化的緣故。而褪黑激素可以使松果體所主控的內分泌系統跟免疫系統，恢復到更年輕健康的狀態。

免疫系統是由許多不同功能的免疫器官（脾臟、骨髓、胸腺、淋巴結、扁桃體等）、免疫細胞（淋巴細胞、吞噬細胞等）以及免疫分子（淋巴因子、免疫球蛋白、溶菌酶等）所構成，它的主要細胞是一種稱為淋巴球的白血球Ｔ細胞，是由胸腺所製造的特殊淋巴球，其功能為對抗癌細胞及某些特定的細菌、病毒、黴菌的感染。Ｔ細胞是人體賴以為生所不可或缺的物質，當人體老化時，Ｔ細胞會逐漸喪失功能，無法對抗病原菌，導致疾病趁虛而入，此時免疫系統已經毫無防禦的功能。Ｔ細胞也具有避免外來蛋白質入侵的作用，也和器官移植的排斥反應息息相關，當患者在接受器官移植的時候，往往必須服用降低免疫機能的藥物，以避免本身對外來器官產生排斥反應。

人體內還有一種叫做Ｂ細胞的淋巴球，會製造出稱為抗體的蛋白質，當外來物質入侵人體時，Ｂ細胞會迅速產生抗體來對抗。抗體擁有驚人的記憶力，使人體在感染疾病之後產生免疫。例如水痘就是一個很好的例子，大多數人一生之中都會感染一次水痘，並且在痊癒之後終身免疫，其中的關鍵點就是抗體對第一次的感染產生反應，並持續偵測水痘抗原的反擊所致。當水痘抗原出現，抗體就會加以反擊。此外，也可以透過接種的方式，使 B 細胞產生特殊的抗體來對抗病毒。例如麻疹，當麻疹病毒入侵已接種的人體時，先前形成的抗體就會攻擊病毒，將病毒徹底殺光。

新生嬰兒由於沒有接觸過病原體，因此特別容易發生感染。而母親可以為嬰兒提供多種被動免疫保護。在懷孕期間，一種被稱為 IgG 的抗體從母親體內直接通過胎盤進入胎兒體內，使得嬰兒即使在出生時體內也具有比較高的抗體水平，並且與母體的抗原識別特異性保持一致。母乳或牛初乳也含有抗體，可以進入嬰兒腸道來保護其免受細菌感染，直到新生兒能夠自己產生抗體。無論是胎兒期還是嬰兒發育早期，其體內的免疫都是被動免疫，因為其體內尚未產生任何記憶細胞或抗體，只能借用母體。這種被動免疫通常是短期的，持續時間從幾天到幾個月不等。

免疫系統在人類有生殖能力的期間會達到高峰，繁殖週期結束後就會下降，人體的免疫力是在五十歲之後開始下降，出現免疫衰老，會引發癌症等一系列疾病，中年以後易得癌症，這就是原因之一。剔除年齡因素，在已開發國家，肥胖、酗酒和濫用藥品都是導致免疫功能低下的因素。而在開發中國家，營養不良則是引起免疫功能低下的主因，如果飲食缺乏足夠的蛋白質也與免疫力低下密切相關。

新鮮的水果、蔬菜和富含特定脂肪酸的食物可以幫助保持健康的免疫系統，在傳統醫學中，一些草藥被認為可以活化免疫系統，如甘草、人參、黃耆、鼠尾草、大蒜、接骨木和牛膝草等，甚至有科學家認為，蜂蜜更具有特殊的功效。研究發現，蜂蜜可以刺激松果體迅速分泌荷爾蒙（包括褪黑激素），人體的新陳代謝、肝臟、心臟、腎臟、血液和神經系統，都受荷爾蒙的控制和調解。也就是說，蜂蜜間接的控制了人體的內分泌系統、能量系統、免疫系統，又能抗脂質抗氧化、減輕人體的過激反應。這些系統和反應相互配合，彼此呼應，就可達到健康長壽的目的，長時期服用蜂蜜刺激松果體分泌褪黑激素，就能恢復年輕時代的生理功能，包括性功能。總之，人體老化時，體內荷爾蒙的分泌會隨之改變，五臟六腑逐漸趨於衰微，這都是因為人體的老化時鐘松果體開始退化，褪黑激素的分泌衰退所致，藉由褪黑激素的補充，就可以強化松果體的機能，以避免受到更大的傷害。松果體的機能一旦恢復，體內的荷爾蒙自然可以恢復到年輕時的狀態，使人體永保青春。事實上，與老化息息相關的疾病，包括糖尿病，心臟病及各種癌症，都是因為荷爾蒙失調所導致。

被美國科技界譽為「愛因斯坦第二」的谷歌首席工程師雷蒙．德庫茲維爾（Ray

kurzweil）二〇一八年接受媒體訪問的時候表示：「二〇二五年年左右，人類的免疫系統將由奈米機器人（Nanorobot）進行接管，二〇三〇年奈米機器人可以把病原體，腫瘤等一系列因為免疫系統失調、衰退所導致的疾病一一加以治療。對人體內二～三萬個基因進行修正，為人體添加缺少的基因，刪除有問題的基因。一些患有絕症的病人，比如肺動脈高血壓患者，可能是體內缺少一個基因程序，可以添加一個基因程序來進行治療，也可以透過重新編碼DNA來治療致命性的疾病」。這項技術稱為CRISPR，借助CRISPR科學家就能像在電腦上編輯文字一樣，任意編輯細胞內任何基因，它或許能根除上千種人類的遺傳病。這項技術給人類乃至於整個生物界，帶來深遠的影響。二〇四五年，人類將正式實現永生！

世界首富比爾．蓋茲稱讚雷蒙．德庫茲維爾：「我所知道的人工智能預測領域最厲害的人」，《華爾街日報》則說他是一個躁動的天才。

3D列印器官也是全球科學家躍躍欲試的生物科技，假如你需要換肝，做了電腦斷層掃描和核磁共振之後，電腦會顯示出肝臟的大小跟形狀，然後放入3D器官列印機，就會列印出一顆一模一樣的人工肝臟。中國有家生物科技公司已經成功將3D列印出的二公分血管植入三十隻猴子的胸部，列印機所使用的「墨水」就是幹細胞，俄羅斯一家3D生物列印公司，成功的將3D列印的甲狀腺植入老鼠體內，印度也已經用3D列印出人類的肝臟組織。科學家估計，再過二十年3D列印的心臟、腎臟等器官就可以植入人體。

近年來，許多科學實驗證明，老化這種長期以來，被當作是人類成長必經的身心衰竭是可以避免的，人體各種組織器官的逐漸退化，並非一定會隨著歲月的流逝發生，人體老化容易罹患疾病的自然定律，是可以預先加以防範的。二甲雙胍、白藜蘆醇、褪黑激素、NMN、EPITALON等等保健品，對於防止衰老雖然具有生物科學的理論根據。不過對你我而言，想要長命百歲，延年益壽，絕對不能忽視健康的五大生活習慣：優質的睡眠，地中海飲食，天天運動，曝曬陽光，樂天知命。

地球上最健康長壽的五個地區

美國探險家丹・布特納（Dan Buettner）花了十多年的時間，走遍世界各地，終於發現全世界最健康長壽的五個聖地：義大利薩丁尼亞島的巴爾巴吉亞（Barbagia）地區、希臘的伊卡里亞島（Icaria）、哥斯達黎加尼科亞（Nicoya）半島、美國加利福尼亞州的洛瑪琳達（Loma Linda）社區、日本沖繩縣大宜味村（Ogimi Village），這些地區有高比例的百歲人瑞和超級人瑞（壽命長達一一〇歲以上）。現在就為讀者掀開這些宛如陶淵明筆下令人嚮往的桃花源的神祕面紗。

義大利薩丁尼亞島的巴爾巴吉亞，就位於一九二六年諾貝爾文學獎得主，義大利作家格拉西亞・格萊達（Grazia Deledda）的故鄉努奧羅省（Nuoro）境內，人口不到三千三百人。薩丁尼亞島上的四百多名百歲老人中，最長壽的就住在這裡，一一〇歲。巴爾巴吉亞地區是世界上百歲男性，人口密度最高的地區。這裡的居民在飲食上並不講究，喜歡「地中海式飲食」。「地中海式飲食」是世界上最完美的飲食，根據研究保持這種飲食習慣的人壽命更長，罹患心血管疾病、肥胖、動脈粥樣硬化、糖尿病和癌症的機率更小。使用自己種植，壓榨的橄欖油烹調食物，甚至製作食物。很少吃紅肉，糖分以及飽和脂肪；多吃自家種的蔬菜水果，瘦肉蛋白質，堅果和豆類食物。平時主要享用富含鈣、磷和鋅的新鮮奶酪和羊奶，外型像棒棒腿，內餡是馬鈴薯、羊奶酪和薄荷的餃子，啃著酵母麵包，喝著混合胡蘿蔔、芹菜、番茄、球莖甘藍、洋蔥、馬鈴薯和茴香做成的蔬菜粥。居民通常用蜂蜜做甜味劑，飯後甜點是草莓樹的紅色漿果。

當地的老人平均每天要走十公里的路程，他們認為：「地形越陡峭，就越長壽。」這裡空氣清新、沒有霾害，風景絕佳。平時喜歡參與社區活動，跟三、五好友喝點葡萄紅酒，曬曬陽光，談天說地，或者與家人共享天倫之樂。紅葡萄酒中的原花青素（OPC），是目前國際上公認的，清除人體內自由基最有效的天然抗氧化劑。其抗自由基氧化能力是維生素Ｅ的五十倍，維生素Ｃ的二十倍，吸收迅速完全，可以預防心血管疾病和癌症。巴爾巴吉亞的居民，日子過得閒情逸致，很懂得紓解生活上的壓力，也可以說他們很懂得享受健康長壽的生活。

希臘的伊卡里亞島（Icaria）人口不到八千五百人，這裡有著世界上比率最高的九十歲老人群體，三分之一的人口都超過九十歲。伊卡里亞島居民活到九十歲的機率是美國人的二點五倍。（尤其是伊卡里亞島男性活到九十歲的機率是美國男性的四倍，而且更健康。）不僅如此，罹患癌症或心血管疾病之後，存活期也比美國人多八到十年，而且很少有人罹患憂鬱症，老年痴呆症的機率是美國人的四分之一。美國八十五歲以上的老人，幾乎有一半呈現出阿茲海默症（Alzheimer's，老年痴呆症）的跡象。伊卡里亞居民的飲食，同地中海沿岸的其他居民一樣，橄欖油和蔬菜的比重較大，乳製品（山羊奶除外）和肉製品的分量比較低，還包括適量的酒類，他們吃的主要是自家種植的馬鈴薯、豆子（鷹嘴豆、黑眼豆和小扁豆）、野生綠色蔬菜和當地生產的山羊奶和蜂蜜。早餐是山羊奶、葡萄酒、鼠尾草茶或咖啡、蜂蜜和麵包；午餐幾乎總是豆子（小扁豆、鷹嘴豆）、馬鈴薯、綠色蔬菜（茴香、蒲公英，或者類似一種叫做 horta 的類似菠菜的綠色蔬菜）以及自家菜園長出來的任何時令蔬菜，晚餐是麵包和山羊奶。

伊卡里亞居民的每一種飲食習慣早已被人與長壽聯想起來，從肉類和乳製品攝入的飽和脂肪比較少，就不容易罹患心臟病，橄欖油特別是未加熱的橄欖油，能夠降低體內的壞膽固醇，提升好膽固醇。山羊奶含有可以增加血清素（又稱 5－羥色胺）的胺基酸，老年人容易消化。一些野生綠色蔬菜中含有的抗氧化劑是紅葡萄酒的十倍。作為地中海飲食的一部分，適量飲用葡萄酒已被證明是有益的，因為這會促使人體吸收更多的類黃酮（flavonoid），這又是一種抗氧化劑。人們曾經認為咖啡會抑制生長，現在則認為咖啡與較低的糖尿病和心臟病發病率有關。有些研究還認為，咖啡能夠降低帕金森氏症的發病率。當地的酸麵包實際上可能降低一頓飯的升糖指數。你甚至可以說，伊卡里亞居民飲食中的馬鈴薯貢獻了有利心臟健康的鉀、維生素B6以及纖維。另一個相關的健康因素可能是，伊卡里亞居民吃的食品都是未經加工的：島民食用自家菜園和田裡的綠色蔬菜，沒有農藥，營養成分高。與標準的美國飲食相比，伊卡里亞居民飲食可能延長預期壽命至少四年。當地的「山茶」是由島上漫山遍野的草本植物（野生大麻、鼠尾草、野薄荷、艾草、茴香、迷迭香和蒲公英）乾燥後製成，人們在結束一天的忙碌之後享用這種飲料，這裡的老年人早上起來先吃一勺蜂蜜，他們把蜂蜜當藥吃。

事實上，伊卡里亞居民喝的那些茶，有很多是希臘傳統藥物。野薄荷治療牙齦炎和腸胃紊亂，迷迭香被用於治療痛風；艾草被認為可以促進血液循環。伊卡里亞島上最常見的七種草本植物，富含多酚類物質，具有強大的抗氧化特性。這些草本植物中多數還具有輕度的利尿作用。醫生常常用利尿劑治療高血壓，而伊卡里亞居民透過每晚飲茶，可能緩緩地降低了血壓。

哥斯達黎加尼科亞半島（Nicoya）人口大約一萬三千人，居民生活簡單樸素、無憂無慮、壓力小，所有的食物都是自己種植，四面臨海、空氣清新，是一個原始的地區，並未受到工業污染，擁有天然的長壽條件，飲用水中富含鈣，鎂。他們也喜歡曝曬陽光，吸收維生素D，樂觀積極，充滿幸福感。喜歡參與社區活動，歸屬感、宗教信仰力相當強烈。每天外出散步或是在自家種菜，做些園藝。家庭關係非常緊密，鄰里之間喜歡串門子，互相照顧小孩。因為靠海，這地區的老人經常食用新鮮的魚類跟藻類，更由於日照充足，所以種植的蔬菜水果長得特別好。這裡居民的飲食以蔬菜為主，很少或根本不喝牛奶，喜歡將黑豆、洋蔥、大蒜、甜椒、香草和米飯一起炒，吃肉也常常配上炒菜，玉米餅裡面捲著蔬菜、豆子和一點奶酪，因此他們的飲食中蛋白質豐富而熱量較低。老人也普遍喜歡吃南瓜，豆類食物，喝葡萄紅酒，未經烘焙的綠咖啡（生咖啡豆），綠咖啡因為沒有經過高溫處理，所以保留原有的礦物質、維生素等成分，當中的綠原酸（chlorogenic acids）及兒茶素（epicatechin），更有助改善身體和皮膚新陳代謝，防止脂肪堆積，更具有抗氧化作用和清除自由基的能力，相信這是當地居民長壽又健康的重要因素。尼科亞的老人們，一旦超過六十歲，活到一百歲的可能性比同年齡的日本老人高七倍，百歲男性占比全球第一。

美國加利福尼亞州的洛瑪．琳達（Loma Linda）社區，隱藏在聖貝納迪諾山谷（San Bernardino Valley），距離加州安大略國際機場（Ontario International Airport）二十英里，只有二十四分鐘的車程，華航每天有直飛的班機。這個擁有二萬人口的城市是世界上壽命最長、活得最健康的地區。這裡的居民對身體健康極為重視，對飲食、鍛鍊和休息都有嚴格的規定。他們不吃肉類和奶制品，遵循「聖經式飲食」，像一千年前他們的祖先那樣。「聖經式飲食」會比一般人多活十年，食物包括穀物、燕麥、全麥麵包、堅果、酪梨、無花果、蜜棗、魚和蔬菜，不吃糖只喝水以及豆漿。有一成的人為素食主義者，他們吃水果蔬菜和全麥食物，把堅果當作零食。他們滴酒不沾，但是每天至少喝五至六杯水，鼓勵多吃肉類和適量的奶酪。

洛瑪．琳達是世界上基督複臨安息日會（Seventh-day Adventist）最集中的地區之一，是宗教所要求的健康生活方式，以及為教會和社區服務的理念，延長了當地人的壽命。美國國家衛生研究院的研究表明，加州複臨信徒的平均壽命比加州的平均壽命多四至十年。當地有位心臟外科醫師活了一〇四歲，一百歲的時候還可以穩穩的站著，幫病人做心臟手術。他告訴前來採訪的 CNN 記者：「我從來沒有承受過壓力，並不是因為我的生活一帆風順，而是因為我的人生信條是盡力而為，你無能為力的事情就不要去思考」。宗教是他們生活的核心，複臨信徒有一個「每周一次與上帝約會」的活動，期間他們不做任何工作，去教堂，一家人在一起享受天倫之樂，休息和養精蓄銳。以生產麥片和玉米片（Cereal）等早餐食品，暢銷全球的家樂氏（Kellogg's）創始人威爾．基思．凱洛格（William Keith Kellogg）就是基督復臨安息日會的信徒，一九五一年過世，享年九十一歲。

生活方式健康與否，顯然也是長壽與否的關鍵因素，只有一%的複臨信徒吸菸，但是他們幾乎不喝酒；在大自然的新鮮空氣中，進行日常的鍛鍊是他們的生活常態。提倡教會和社區服務的理念，因此精神奉獻、人道主義、傳教工作和增強社區感，是這些人典型的人生理念和生活方式。長壽看上去與教堂和活動的參與，有著緊密的關係。這為當地居民提供了一個健康的社區，讓壽命得以延續。因此，宗教信仰可能是當地居民長壽的原因。

日本沖繩縣是世界上男女平均壽命最長的地區八八．七歲（沖繩縣最長壽的女人知念鎌（Chinen Kama）二〇一〇年過世，享年一一五歲），台灣八〇．七歲，差了八歲，尤其是位於沖繩縣北部地區的大宜味村（Ogimi Village），它距離那霸約一個半小時的車程，由面對著深山與美麗大海的十七個村落構成，居住人口約三千人，是個充滿活力的健康長壽之村，百歲以上老人有十一位，一百歲及以上的人口數量是日本其他地區的五倍，超過九十歲的長壽者就有約八十人，健康長壽老人比率和居民平均壽命世界第一。這個村的老人對於：「人只要還活著，就要繼續工作」的觀念非常強。就算上了年紀，只要身體還能動，就會繼續每日耕作，順便勞動筋骨，或是從事村里傳統產業芭蕉布的紡紗工作。

在大宜味村的自然環境中，農地完全不使用農藥或化學肥料，徹底實踐「自然農法」！種植有療效的作物艾草、薑和薑黃，藉由每天食用這些植物，可以免於罹患疾病。採收的蔬菜可以安心地當場食用，品嚐蔬菜的真正美味。村民用扶桑花與香草泡茶，飼養雞和山羊，也種植絲瓜、苦瓜、紫薯、紅薯以及番茄、火龍果、芭蕉等南國水果。當地居民自古以來經常食用酸桔，「酸桔」是沖繩的代表性水果，主要產地就是在大宜味村，此村自古便栽植與食用酸桔，酸桔是一種以清爽的酸味與甘甜味為特色的柑橘類，由於具有高度的營養價值，近年來備受注目。

村民長壽的原因，據說也和酸桔有關，酸桔內有豐富的檸檬酸、維生素C、B1、胡蘿蔔素等營養素，尤其是果皮的營養價值特別高，含有一種名為「川陳皮素」的成分。這是在柑橘類水果中常見的營養素，但就屬酸桔的含量特別高，大約是酸橙的三倍、溫州柑橘的十倍，相當令人驚訝。營養學家認為，川陳皮素既可幫助燃燒體內的脂肪，又可增強新陳代謝。大宜味村的村民食用海藻類的數量是世界第一，尤其是一種俗稱「綠葡萄」的海藻，這些海藻富含胺基酸，葉酸以及膳食纖維。他們也喜歡吃富含不飽和脂肪酸的魚類與豆類製品。村民的身材都很瘦小，很難看到肥胖的，這裡的老人即使到了接近一百歲，有三分之二都還能夠獨立生活。他們緊密的社區氛圍，也讓居民在老年階段，還能擁有豐富的社交生活，而社交生活減輕了他們面對挑戰時的身體壓力，相比之下，孤獨的感覺與每天抽一包菸對身體的危害是相等的。

由於擁有得天獨厚的自然環境，大宜味村的居民可以盡情享受陽光、欣賞大海、山脈、河川等等自然景觀。村民們早晚在沙灘上散步，演奏三線琴，感受著白色沙灘與翡翠綠的海面，以及後方的旭日或是前方的夕陽，帶給他們的心靈沉澱。良好的飲食習慣能讓你的壽命增加十年，甚至二十年，以上五個長壽聖地，擁有世界上最高比例的長壽人口，那裡的居民幾乎都能夠活到九十歲甚至一百歲以上。他們將自己的長壽祕訣歸因於只吃新鮮食材，很少吃加工類食物。蔬菜瓜果都是直接從島上採擷，肉類來源就是當地人飼養的牲畜。

事實上，被譽為「營養學界達爾文」的加拿大醫師溫斯頓．A．普萊斯（Weston A. Price）博士，早在一九三九年出版了《營養與身體退化》一書，就詳細介紹了他花了近二十年的時間，調查瑞士阿爾卑斯山區、紐西蘭、南美洲叢林、阿拉斯加以及南太平洋小島上，與世隔絕的那些原始部落的飲食文化和營養。結果發現，原始的飲食文化只吃新鮮食材，肉類、魚類甚至生吃，缺乏蔬菜水果和穀物，不吃加工類的食物，並不會營養不良，也極少生病。然而，一旦他們接受了現代化的飲食文化，尤其是精製的麵粉，含糖的飲料、植物性油脂和現代加工食品之後，卻導致營養不良，以及一連串的疾病叢生。

上述五個世界最健康長壽地區居民的飲食，跟普萊斯博士調查的這些原始部落的飲食如出一轍，也正說明了想要健康無病，就要吃天然新鮮的食材，只要食物不精製，飲食中營養充足，避免加工類食品，就能維持健康，遠離疾病的糾纏。

第二章
睡眠革命——上帝也瘋狂

「上帝不是靠擲骰子決定自然節律。」
——愛因斯坦（一八七九年～一九五五年）

當紅炸子雞褪黑激素

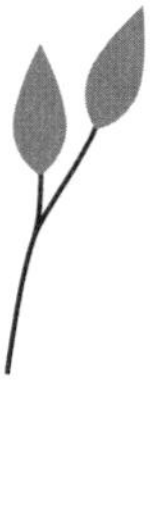

自然界大多數的生物都有自己的生理時鐘，以適應環境的日夜變化，一七二九年法國地球物理學家，也是著名的天文學家吉恩・雅克・奧托斯・德・邁蘭（Jean Jacques d'Ortous de Mairan）針對含羞草進行研究，發現它們的羽狀複葉總是在白天朝著太陽開展，一到夜晚卻又閉合。他想知道如果將含羞草置於持續黑暗的環境中會發生什麼變化，結果驀然發現，含羞草的羽狀複葉依然遵循它們正常的白天開展，夜晚閉合的習性，不受太陽光的影響。他由此認定含羞草似乎有自己的生理時鐘，不受外在環境影響，能自動調節一天當中與時間相對應的各種生理週期，這種有規律的習性被稱為晝夜節律。接著，全世界第一位專教植物學的教授，瑞典生物學家卡爾・馮・林奈（Carl von Linne）也投入生物生理時鐘的研究行列。林奈發現不同物種的植物花瓣，在一天之中不同的時段開放和閉合，並且在一七五一年根據此一現象，利用多種花卉繪製了著名的花鐘（floral clock）。

一八七五年德國植物學家威廉·普費弗（Wilhelm Pfeffer）提出，含羞草的羽狀複葉白天開展，夜晚閉合的習性，可能是由內源性生理時鐘所控制。一九三五年德國生物學家歐文·邦寧（Erwin Bünning）將晝夜節律分別為二十三小時和二十六小時的兩種多花菜豆（Phaseolus multiflorus）進行雜交發現，生理時鐘與基因有關，晝夜節律是可遺傳的。後來，由於邦寧對植物光週期（Photoperiodism）的傑出研究，贏得「時序生物學」（Chronobiology）之父的尊稱。

美國三位科學家霍爾（Jeffrey H Hall）、羅斯巴希（Michael Rosbash）、楊格（Micheal W Young）發現控制晝夜節律的分子機制，也就是找出了控制生理時鐘的關鍵基因，因而獲得二〇一七年諾貝爾醫學獎。他們三人的研究發現，果蠅體內有一組基因，夜晚時蛋白質的濃度會升高，讓果蠅產生睡意，白天時蛋白質的濃度則降低，果蠅因而保持清醒。人類也有類似的機制，體內的某一組基因，夜晚的時候蛋白質濃度會升高，伴隨體溫的調節跟大腦松果體分泌褪黑激素，讓人感覺睡意。下面的圖表是諾貝爾官方網站對晝夜節律的說明，或許可以幫助讀者初步了解人類的生理時鐘。

什麼是晝夜節律
（Circadian rhythm）

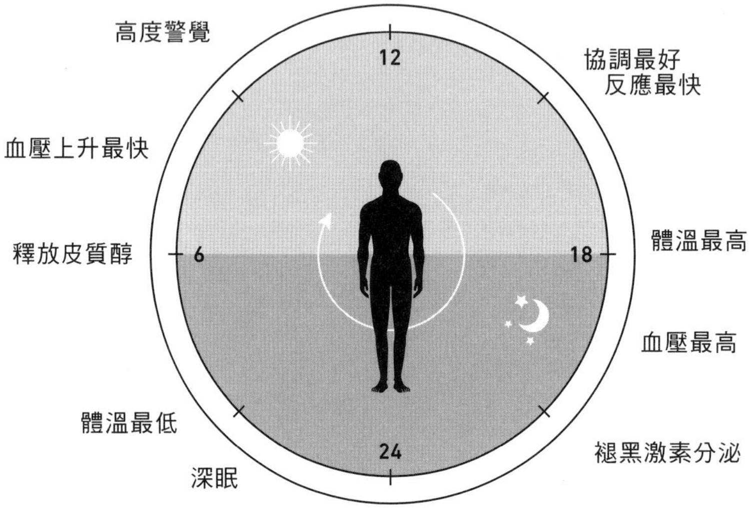

資料來源：諾貝爾獎官網

其實，早在一九七一年的時候，美國分子生物及遺傳學家希摩．班哲（Seymour Benzer）和他的學生羅納德．柯洛卡（Ronald Konopka），就發現了果蠅的週期基因（per），該基因控制了晝夜節律的週期，而這個基因也可以在哺乳類動物，包括人類的體內發現。一九九二年班哲進一步跟羅斯巴希合作，證明了該時期編碼的period蛋白質，主要位於該基因的細胞核中。這項發現對晝夜節律的研究，產生催化作用。遺憾的是，一生獲獎無數的班哲，二〇〇七年因中風而逝，享年八十六歲，否則諾貝爾獎這頂桂冠，或許早就戴在他的頭上，不會和他擦身而過。

班哲死後，羅斯巴希鍥而不捨的繼續這項研究，皇天不負苦心人，二〇一七年羅斯巴希終於和其他兩位夥伴霍爾跟楊格，共同獲得諾貝爾獎的殊榮。

有趣的是，一百多年以來全球頂尖的科學家，以果蠅為實驗的研究範本，總共獲得六次諾貝爾醫學獎，造就了十三位諾貝爾醫學獎得主。分別是一九三三年的摩爾根；一九四六年的米勒；一九九五年的路易斯、威斯喬斯、豪爾哈德；二〇〇四年的阿克塞巴克；二〇一四年的貝特勒、霍夫曼、史坦曼；二〇一七年的霍爾、羅斯巴希、楊格。

讀者一定很好奇，為什麼這些得獎的科學家喜歡選擇果蠅作為實驗研究的對象，答案是果蠅的生命週期很短，只有十二天左右，體積小，大約三毫米，飼養容易，繁殖力又強，很快就可以知道實驗的結果。而且，遺傳結構簡單，只有四對染色體，其中三對常染色體，一對性染色體（人類有二十三對染色體），排列組合起來比較簡單。此外，在果蠅體內找到和人類對應的同源基因，比例高達八成左右。

每個人的睡眠是否深沉跟晝夜性週期有相當密切的關係，晝夜性週期又是由體內與生理時鐘有關的幾個週期所控制，這些週期的作用就是維持人體生理時鐘跟外在環境步調的一致。松果體和下視丘（下丘腦）共同負責人體睡眠／清醒的週期，夜晚時松果體會分泌褪黑激素，使人體的體溫下降，心跳減緩，身體處於輕鬆的狀態。凌晨一點到五點的時候，血液中的褪黑激素濃度會達到頂點，然而隨著曙光乍現，褪黑激素的分泌會逐漸減少，當曙光透過視網膜到達下視丘的視交叉上核的時候，會被轉化成信息告知松果體，松果體會降低褪黑激素的分泌，褪黑激素分泌不足，會改變人體睡眠的節律，也會嚴重影響睡眠的品質。

由於褪黑激素天然存在於食品中，因此沒有人能夠獲得它的專利，並以合成藥物申請專利的方式，獲得出售它的獨家權利，美國法律允許將其作為膳食補充劑而不是藥品出售。與普通的褪黑激素補充劑不同，最近市面上有一種「膠囊中的膠囊」，可在適當的時間提供二種最佳劑量的褪黑激素。準備上床睡覺時，外層膠囊會釋放〇．三毫克的褪黑激素。然後，在三到四個小時後，其內囊再釋放出〇・六毫克的褪黑激素，讓您整夜安眠。

褪黑激素在理想劑量下的研究發現：睡眠效率提高多達八八％，減少半夜醒來的機率高達六五％，如果醒來，很快就會重新入睡。躁動症減少五〇％，從而使睡眠更加香甜舒適！一毫克的褪黑激素是五十歲以上男性和女性的理想劑量，一毫克的褪黑激素與褪黑激素早晨／白天的嗜睡或高劑量時常出現的「宿醉」無關。

建議以下情況的人避免服用褪黑激素：兒童，孕婦或哺乳婦女，試圖受孕的人，精神病患者，服用類固醇藥物的人，患有嚴重過敏或自身免疫性疾病的人。

患有睡眠障礙的人，睡前半小時至一小時，服用一毫克的褪黑激素。一般而言，一毫克的劑量就可以使你安然入睡，如果睡不著，千萬不要增加劑量，第二天晚上睡前半小時至一小時，依然服用一毫克的劑量，如此連續服用一個月，建立你的睡眠模式，便能夠達到幫助入眠的效果。

對人體而言，維持睡眠／清醒週期的正常非常重要，一旦這些週期遭受干擾，就會造成嚴重的睡眠障礙。例如有睡眠期延遲症候群的睡眠障礙者，其晝夜性節律則較遲緩，常常無法在正確的時間上床睡覺，有的時候甚至到凌晨三、四點，仍然毫無睡意。另一種睡眠障礙就是睡眠期提前症候群，這種人晚上八點就開始打哈欠，睡眼朦朧，卻在凌晨

一、兩點突然醒過來，大多數的老年人都有這種困擾。尚有一種非二十四小時睡眠／清醒週期的睡眠障礙，它最明顯的症狀就是，清醒以及睡眠的時間過長，它們的循環週期甚至長達五十個小時。科學家研究發現，事實上這些睡眠障礙多是因為體內褪黑激素的濃度不足所導致，只要補充褪黑激素就可幫助晝夜性節律恢復正常。微量的褪黑激素就能讓人體血液中的褪黑激素濃度，恢復正常的夜間水準，並且促使人們入睡。由於褪黑激素不會產生像安眠藥或鎮靜劑的依賴性跟副作用，因此很多失眠的人認為，褪黑激素的效果確實優於安眠藥。事實上，使用安眠藥和鎮靜劑，往往造成血壓飆高，頭昏腦脹，干擾正常的睡眠週期，破壞眼球快速以及非快速運動的睡眠模式。

現今許多人都有睡眠障礙，中老年人出現睡眠模式改變的原因，主要是因為夜間分泌的褪黑激素濃度降低，導致晝夜性節律變化。年輕時睡眠中的人體，到了曙光乍現的時刻，體溫會逐漸升高，然後自然甦醒過來，但是進入老年後，由於荷爾蒙週期改變，凌晨三、四點體溫開始上升，睡夢中突然醒過來，然後就一直睡不著覺，輾轉難眠直到天亮。有服用褪黑激素習慣的人，很少有夜間數度驚醒或難以入睡的睡眠障礙，有越來越多的科學證據顯示，褪黑激素是一種安全有效的助眠藥劑，不會有安眠藥和鎮靜劑的副作用，只要晝夜性節律回復正常後，就可以停用。數以百萬計的美國人服用它，無論是以藥丸形式吞服，在皮膚上噴灑，還是在帶有水果味的軟糖中享用，您甚至可以買到注入褪黑激素的巧克力。

有不少知名人物抱怨服用褪黑激素並沒有達到幫助睡眠的效果，關於這點我想提出個人的看法。

第一，褪黑激素純度的問題，各大廠商良莠不齊，魚目混珠的亦不少，選擇優質的廠商就顯得格外重要。

第二，服用劑量太高，大部分的使用者都吃錯了劑量，適得其反。睡眠障礙者每晚服用〇．五毫克的褪黑激素，就可以幫助入眠。難而，你買的褪黑激素卻是每錠三毫克或五毫克。過高的劑量會影響松果體分泌褪黑激素的機制，令它無所適從，造成晝夜節律的混亂。

第三，晚上喝酒，酒精除了會破壞褪黑激素的分泌之外，還會干擾褪黑激素進入人體血液中循環的能力。

第四，吸菸，吸菸會破壞褪黑激素的自然循環。

第五，藥物，有些常用的藥物會嚴重影響褪黑激素的自然循環。例如非類固醇消炎藥（NSAIDS），用於治療疼痛，發燒和炎症的阿斯匹靈或是布洛芬（Ibuprofen），一樣會干擾夜間褪黑激素的正常循環。β阻斷劑（beta blockers）這種治療高血壓、心臟病的藥物，同樣會干擾褪黑激素的分泌。

第六，睡覺前長時間使用電子產品，例如看電視、打電腦、玩手機，這些電子產品發出的藍綠波段的光，會引發視網膜壓抑大腦松果體分泌褪黑激素，使人呈現興奮狀態，難以入睡。

第七，睡前運動，夜晚睡覺前應該盡量保持身心輕鬆，就寢之前的運動會破壞睡眠以及褪黑激素的循環。

人體血液中的褪黑激素含量以二十歲左右的一二〇微微克（pg）為最高，然後隨著年齡的增長，褪黑激素的水平便年年的遞減下來，當你七、八十歲的時候血液中的褪黑激素含量，只剩六十微微克左右。以下是各個年齡層的建議用量：

四十歲～五十五歲，每晚睡前服用〇．五毫克。

五十六歲～七十歲，每晚睡前服用〇．五毫克～一毫克。

七十一歲以上，每晚睡前服用一毫克～一．五毫克。

必須嚴格遵守的事項是，每晚睡覺前半小時至一小時，才能服用褪黑激素，上床睡覺之後經過半小時，如果仍然睡不著，切勿自行增加劑量，你應該有耐心，心平氣和的等待夢周公，切勿心煩氣躁。你不妨自我安慰一番，因為連當今全球頂尖的科學家甚至諾貝爾醫學獎得主，都已經承認褪黑激素有助於睡眠，你還有什麼不放心的呢？

褪黑激素於一九五八年被發現，一九八二年擁有麻省理工學院及哈佛大學神經學教授頭銜的理查．霍特曼（Richard Wurtman）博士，開始研究其在睡眠中的作用。一九九三年，他的實驗室要求二十名年輕人在中午走進黑暗的房間，閉上眼睛。服用褪黑激素的十名年輕人，在六到九分鐘之內入睡。其餘的十名年輕人一直保持清醒，這一發現引起了轟動，但霍特曼當時警告「人們不應該在未徵詢醫生和專家的意見之下，自己服用褪黑激素」，他擔心劑量過多，可能會改變松果體分泌褪黑激素的晝夜節律。一毫克是大多數商店中可買到的最小劑量，人們通常選擇五毫克或十毫克藥錠，如此一來，可能將其血液褪黑激素水平提高到正常水平的五十甚至一百倍。霍特曼認為，高劑量的褪黑激素對失眠無效。大腦中的受體會停止對它的反應。只要關閉諸如智能手機、計算機、平板電腦、電腦螢幕、電子郵件之類的設備，讓自己有更多時間在黑暗中放鬆身心，便可以自然刺激褪黑激素的產生。

研究發現，睡前只要使用二小時帶有背光顯示屏（都是藍綠波段的光）的電子產品，就可導致褪黑激素分泌被抑制二二%，從而引發睡覺時間減少、易被打斷等睡眠問題。近年來的科學研究已經證明，光是影響睡眠的重要因素，這是因為控制睡眠的褪黑激素容易受到光的影響。平常有靜坐習慣的人，他們夜間體內的褪黑激素濃度比一般人高。此外，像白天的運動也有助於增加褪黑激素的分泌，夜間的運動則適得其反。所以，想要保持松果體的年輕，建議你要少食多運動，從事靜坐冥想，並且過個規律、節制的正常生活。

多接觸自然光（陽光），遠離人造光（藍光）

中國、印度、埃及、希臘和南美的馬雅等眾多古文明，都有崇拜太陽的傳統。古代人對具有長生不老、死而復生能力的宇宙萬物，都非常崇拜，這種崇拜在上古時期相當普遍。被世人稱為人類學之父的英國人類學家愛德華・博內特・泰勒爵士（Sir Edward Burnett Tylor）曾說：「凡是有太陽照耀的地方，均有太陽崇拜存在。」自古以來，人們一直用各種各樣的形式尊崇太陽。許多古文明把太陽尊為唯一的上帝。崇尚武力的亞述人就是最好的例子，他們認為陽光的照射使他們成為戰無不勝、攻無不克的民族。古埃及人在室內使用不同顏色的玻璃，讓太陽光透過不同色澤的玻璃照射人們的身體，他們深信如此可以治療疾病。古希臘人認為，曝曬陽光是保持健康的好方法，因而在高山上建造日光浴城，利用紫外線治療肺結核。太陽每天清晨從東方升起，給自然界光明和溫暖，傍晚從西方落下，大地一片黑暗，給自然界休養生息，具有死而復生以及給萬物生機的能力。同時古代人的農耕生產，特別是稻作生產，對陽光的需求尤其強烈，希望多得到太陽的光和熱，讓人們飽食終日永保健康，自然而然就對太陽產生了敬畏的心裡，觸發了崇拜太陽的衝動。古人崇拜太陽，必然會仔細觀察太陽，研究太陽的運行。黎明時分，太陽升起，光芒四射，自然界一片生機、活力。黃昏時太陽落下，光芒被遮，黑夜降臨，自然界一片死寂。宇宙萬物就是在太陽的升與降之間變化著，自然而然地太陽就成為宇宙的主宰者。

不管是狩獵時代、農耕時代，當東方泛白，曙光乍現，古人就外出狩獵和耕作，整個白天都在太陽光的曝曬下勞動筋骨，傍晚太陽西下之後，隨即返回洞穴、草屋，點燃篝火休養生息。日復一日，年復一年，完全配合太陽的運行，也就是晝夜節律來生活作息。可想而知，那個年代的人，應該沒有所謂的睡眠障礙，甚至是失眠問題。

美國太空總署（NASA）的科學家，為了幫太空人調整生理時鐘，恢復正常睡眠，因而研究發明了一套特殊的照明設備，波長分別為藍光（四五〇～四九〇nm）、橘光（五九〇nm～六三五nm）與紅光（六二〇nm～六五〇nm），他們發現藍、綠波段的光，使人呈現興奮狀態，然而紅、橙色波段的光，卻會刺激褪黑激素的分泌，幫助入眠。

各種人造光，尤其是發出波長較長（四七〇 nm）的電子設備（智能手機、平板電腦和電視螢幕中的 LED 顯示屏），會造成睡眠問題，對身體影響較大。主要原因是，眼睛裡有一種藍光受體，叫作「內生性感光視神經細胞」（ipRGC），這種受體接受到藍光後，會向腦部的視交叉上核發出訊號，壓抑大腦松果體分泌褪黑激素，活化全身交感神經，使身體興奮。因此，當人們受到大量藍光照射時（日正當中時），這種感光細胞就會讓視交叉上核告訴松果腺停止製造褪黑激素，以維持清醒；但當太陽開始西下黑夜來臨，藍光減少，褪黑激素就會開始分泌，令人逐漸產生睡意。

有研究指出，配戴橘色護目鏡，可阻隔電子裝置發出的藍光，有助於防止褪黑激素的分泌受到抑制。晚上如果需要看電腦、手機螢幕，橘色護目鏡有助於過濾藍色光線。藍光的能量在可見光中比較強，長時間的照射可能會導致感光受器受損並影響視覺，另外，光線也會影響生理時鐘與睡眠。研究發現，藍色的光線、特別是來自太陽的藍色光線，幫助人們保持清醒、調整心情。藍光被證明具有使人心情開朗、提高工作效率的作用，因此有些設備通過釋放藍光緩解抑鬱。

白天工作的時候，適當的藍光有助於提神，若在睡前使用3C產品，會使眼睛接收過多藍光，讓體內生理時鐘的晝夜節律混亂，促使交感神經興奮，反而更睡不著，甚至失眠，不僅傷眼也影響睡眠。很多人喜歡關燈玩手機，在暗處瞳孔放大，進入眼睛的光量也會大增五至六倍，對身體影響更大。當外面很暗而室內很亮時，會妨礙褪黑激素的分泌，使人更難以入睡。光線越亮，抑制褪黑激素分泌的能力越強，白天多曬太陽，可以減低人造光在夜晚時讓你保持清醒的機率。陽光比我們使用的任何照明設備都要明亮得多，那些在戶外花費更多時間曬太陽的人，往往會獲得更好更優質的睡眠。

現代人由於夜間接觸人造光太多，白天接觸陽光的機會太少（整天都在室內工作），以致人體晝夜節律無法順利運行。因此，夜裡失眠、白天精神不濟，成為多數人的普遍現象。近來有研究證實，當人們離開城市和人造光到野外露營時，睡眠品質會好很多。事實上，陽光是所有生物，包括人類能在世上生存與生長，最重要也是最基本的條件。因為，自然的陽光具有紅、橙、黃、綠、藍、靛、紫七種非常均勻的波長和能量，在這樣的光源照射之下，才能使我們的身心均衡發展。可是，現在大多數人所使用的一般室內照明光源，通常只能提供橙、綠、靛三種光譜。

光線分成可見光和不可見光，紅外線、紫外線屬於不可見光，自然光射入眼睛黃斑部時，形成影像和顏色，就會產生視覺。藍光則是能量較強的可見光，靛、藍、紫光都屬於藍光範疇。藍光可穿透角膜與水晶體射入黃斑部，使黃斑部感光細胞受損，造成黃斑部病變。如果我們長期處在不均衡的室內光源之下，不僅對視力有所影響，也會感到精神無法集中、疲倦、壓力大，甚至產生焦慮感。一九三七年諾貝爾醫學獎得主匈牙利生化學家森特．吉爾吉（Szent Gyorgyi）指出，當太陽光照射到人體器官細胞，會刺激人體器官細胞產生動能，促進細胞新陳代謝的生化反應，活化與代謝相關的酵素或是荷爾蒙，由此可見太陽光對人體健康的重要性。

丹麥醫生尼爾斯．黎貝里．芬森（Niels Ryberg Finsen）因利用太陽的輻射光治療尋常狼瘡（lupus vulgaris；尋常狼瘡是種被結核桿菌感染的皮膚疾病，會造成皮膚的潰瘍）及其他皮膚病所做出的傑出貢獻，而獲得一九〇三年諾貝爾醫學獎，他是第一個獲得諾貝爾醫學獎的臨床醫生。如果你知道北歐三國之間，互相瞧不起對方的歷史淵源，瑞典、丹麥兩國彼此之間互相仇視，身為丹麥人的芬森竟然能夠得到諾貝爾獎，你就會相當的訝異，深深的覺得這頂諾貝爾獎的桂冠的確得來不易。芬森在丹麥哥本哈根大學醫學院就學期間，就開始關注太陽光對生命和健康的影響，因為他罹患尼曼匹克症（Niemann-Pick disease，這是一種脂質代謝異常的遺傳疾病，過量的脂類累積於病人的肝臟、腎臟、脾臟、骨髓等，甚至腦部，而造成這些器官的病變），一直想知道陽光對他的病情是否有幫助。

在一次偶然的機會中，他發現一隻喜歡曬太陽的野狗好像在利用陽光治療身上的皮膚病，難道陽光中有什麼人類所不知道的東西存在嗎？這種東西對人體也有益處嗎？腦中浮現一連串的疑問？於是，他也開始曬太陽，神奇的是病情竟然開始好轉，芬森開始專心研究太陽光對人體的影響。他發現陽光中不同波長的光線，對身體的影響也各不相同。太陽光譜中的藍光、紫光以及紫外線等高折射率的光（又稱為化學性光線，波長很短），雖然有較強的殺菌作用，但穿透能力強，容易刺激、傷害身體的器官組織，尤其是皮膚，而太陽光譜中低折射率的紅光和紅外線屬於熱射線（波長較長），能夠產生比較明顯的熱效應。

事實上，人類利用太陽光作為治療病痛的媒介由來已久，古埃及人和古希臘人均曾利用太陽光來治療疾病。然而，一八九五年可說是現代光照治療的里程碑，尼爾斯・黎貝里・芬森醫生首次使用紫外光來治療尋常狼瘡，成為紫外線治療之父。

我們曬太陽時，光線進入眼睛的視網膜，其中波長較短的藍光，特別能夠活化視交叉上核。視交叉上核是個位於大腦下視丘的神經構造，有許多神經細胞在這裡集結。最特別的是，這裡的神經訊號直接通往松果體。松果體則是分泌褪黑激素的組織。褪黑激素會讓人想睡、體溫下降，讓身體知道該睡覺了。陽光的有無，對我們來說就是啟動清醒和睡眠的訊號。我們光是待在陽光下，自然就會抑制松果體的活性，使得褪黑激素分泌量減少，讓自己保持清醒。到了晚上，松果體的活性不再被抑制，褪黑激素的水平自然升高，也就產生睡意。

一般人都不喜歡曝曬陽光超過一小時，尤其是女性，殊不知白天多曬曬陽光，對於夜晚睡眠的助眠效果超乎你的想像，以光照度分析，夏天晴朗的天氣，戶外陽光的光照度甚至可達十萬勒克斯（Lux 或 lx），陰天時約為一千勒克斯，而室內一般只有大約一二〇勒克斯，即使是靠窗有陽光的地方，也只有七〇〇勒克斯左右，只要你每天沐浴在陽光中，享受足夠的光照，就會使褪黑激素的合成物質血清素濃度升高，刺激副交感神經使情緒穩定、全身放鬆、身心愉快，晚上就能有深度睡眠以及完美的睡眠週期。而血清素是一種神經傳導物質，會使人頭腦靈活、清醒。血清素不足會讓自律神經失調，交感神經副、交感神經無法正常調節，不知何時該切換運作，人體整個晝夜節律大亂，自然嚴重影響到夜晚身心無法放鬆以及褪黑激素的分泌，最終導致失眠。

總之，白天盡量在戶外曝曬陽光，夜晚減少人造光，讓自己處於光照度二〇勒克斯以下的環境中，這一點對晚上享受優質的睡眠非常重要。下面就舉一個現今的真實情境讓讀者省思。

美國境內大約有三十萬名艾美希人（Amish），十八世紀初期，他們原是住在瑞士的德國移民後裔，信奉基督教，接著由瑞士移民美國，主要定居在俄亥俄州、賓夕法尼亞州、印第安納州，以拒絕汽車、電力等現代設施，過著簡樸的生活而聞名。艾美希人不接受現代文明，因為他們認為這些新事物會影響家族的團聚或者使生活變得複雜，例如使用電力會導致家裡充斥許多家用電器，令簡樸的生活方式複雜化。冬天，他們主要用木材或煤炭取暖，燒飯做菜的爐灶，不用煤氣也不用電，使用的也是木材或煤炭，因為不用電，所以無法用信用卡購物，全部用現金交易。艾美希人的食品商店全部供應他們自己生產的各種食物，店內也不使用電力，照明用的是煤氣燈。艾美希人十分重視宗教自由，是和平主義者，反對暴力和戰爭，信奉「有人打你的右臉，連左臉也轉過去讓他打」的聖經經文。在艾美希人的社會，團體比個人，合作比競爭，精神比物質更受到重視。

艾美希人不讓子女接受初中以上的教育，美國政府教育當局允許艾美希人以自己的方式教育孩子。艾美希人不接受美國政府的社會福利，而且出於宗教理由不接受保險，因此他們也無須繳納相關的稅項。艾美希人過的是傳統的農耕生活，不避孕因此每戶家庭大約都有七到八個孩子。他們務農養馬，出門坐馬車，拒絕使用汽車、機車、腳踏車，通用的美學標準是樸素。白天一大早六點就起床，駕駛著馬車下田耕作，栽種有機的農作物玉米、花生等。天黑後家裡點著煤油燈跟蠟燭，沒有電燈、電視、電話、收音機、音響、無法上網。家家戶戶通常九點左右就上床休息，過著日出而作，日落而息，與世無爭的田園生活。完全配合自然的晝夜節律，早睡早起。白天艾美希人的平均光照度約為四千勒克斯，晚上艾美希人家中的光照度都在二〇勒克斯以下，因為他們只點油燈和蠟燭，因此他們晚上的睡眠，比大多數現代人睡得更美好、更甜蜜。

事實上，人體內褪黑激素含量的多少，直接影響夜晚睡眠的品質，全世界最權威的學術期刊之一《科學》（Science）曾經報導，人體大腦中的松果體只有在日夜接觸的光照度，有足夠大的落差時，才會分泌褪黑激素。所以，白天必須充分曝曬陽光，吸收更多的陽光，夜晚盡量減少光照度，大腦的松果體才能夠正常順利的分泌褪黑激素，讓人體獲得深度睡眠。

艾美希人心無罣礙的活在自己的傳統生活之中，並不覺得與現代的文明社會格格不入。這種世外桃源的生活方式，多少值得我們重新審視一下自己現在的生活，是否符合大自然的晝夜節律。讀者是否曾經想過，若日常生活突然沒有電力、沒有汽車，天天過著沒有電燈、電視、電話、收音機、音響、無法上網，黑夜裡只能點著油燈、蠟燭，你能心無旁騖的過日子嗎？然而，艾美希人已經如此生活了數百年之久。

丹麥第三大報《政治報》（Politiken）曾經報導，哥本哈根大學博爾赫・洛斯格教授帶領一群研究人員，對年齡四十～一百歲的四四〇萬名丹麥人（其中有一三萬人患有皮膚癌），進行了長達二六年的研究發現，多曝曬太陽光會延長壽命。眾所周知，過度曝曬陽光會誘發皮膚癌，但奇怪的是，丹麥人的平均壽命在八十歲左右，皮膚癌患者的平均壽命卻達到了八十六歲。不僅如此，他們心臟血栓和骨質疏鬆的發病率也偏低。美國紐約大學臨床皮膚科教授達雷爾・瑞吉爾（Darrell S. Rigel）博士指出，陽光可以刺激大腦分泌血清素，而血清素是褪黑激素的前驅物質，所以曝曬太陽光有助於改善憂鬱的心情、消除壓力、幫助夜晚睡眠。有不少人一到了冬天和陰雨天，就容易失眠、煩躁，這跟日照的時間減少有一定的關係。根據調查，緯度高的國家比緯度低的國家，當地居民罹患憂鬱症的可能性高了很多。譬如，芬蘭這個世界上最幸福的國家，三十歲以下的年輕人中，憂鬱症的患病率高達二〇％。另一項瑞典的研究發現，跟夏天接受日光浴的女性相比，不曬太陽的女性，死亡率竟然高了兩倍。

太陽光按其波長不同，有三種射線對人體相當有幫助，那就是波長在七〇〇毫微米以上的紅外線、波長四〇〇～七〇〇毫微米的可見光線、波長一八〇～三九〇毫微米的紫外線。上述三種射線，對人體的作用各有不同。紅外線能透過表皮達到深層組織三～八公分，使照射部位組織溫度升高、血管擴張、血流加快、血液循環改善，對人體主要產生溫暖作用，令人精神愉快；陽光中的可見光線，主要通過視覺和皮膚，可使身體發熱，有振奮情緒的作用，能使人心情舒暢。紫外線有很強的殺菌能力，一般細菌和某些病毒在陽光下曬半小時或數小時，就會被殺死。紫外線還能將皮膚中的 7- 去氫膽固醇變成維生素D3，可改善鈣、磷代謝。而且，紫外線是陽光中對人體作用最強的光譜，能夠加強血液和淋巴循環，促進新陳代謝。

人體所需的維生素 D 需要依靠曬太陽來獲得，肌膚通過獲取陽光中的紫外線來製造維生素D3，身體再把維生素D3經過肝臟、腎臟轉化為活性維生素 D，增強對鈣、磷的吸收，促進骨骼的生長，所以維生素 D 也被稱為「陽光維生素」。對老年人來說，通過曬太陽可以防止骨質疏鬆。

白天曬太陽，可以強化人體的生理時鐘，有助於夜晚的睡眠。同時，在充足的陽光曝曬下，人體腎上腺素、甲狀腺素以及性腺素分泌水平，都會有所提升，這將有助於改善情緒低落、精神憂鬱的症狀。此外，還能夠增強人體的免疫力，增加吞噬細胞的活力。

此外，曬頭頂補陽氣，《黃帝內經》中的《生氣通天論》篇說：「陽氣者，若天與日，失其所則折壽而不彰。」歷史記載說明陽氣就是長壽的根本。曬後背調氣血，人體腹部為陰，背部為陽，很多經脈和穴位多在後背，長壽與衰老都跟氣血息息相關。氣血是人體生命的泉源，氣血強盛，循環全身，五臟六腑調和，必健康長壽。現代醫學也証實，人的背部皮下蘊藏著大量的免疫細胞，通過曬太陽可以激活這些免疫細胞。所以讓背部多曬曬陽光，哪怕穿著衣服也有助於鈣的吸收、合成。曬手心幫助睡眠，人的手心是很少被曬到的地方，常曬手心可以消除疲勞，幫助夜晚的睡眠。

每天有兩個時間點最適合曬太陽，第一個時間點是早上六點到十點，這個時段紅外線強，紫外線偏弱，曝曬在太陽光下，人體會感覺溫暖舒適。第二個時間點是下午四點到五點，這個時段曝曬陽光，可以促進腸道對鈣、磷的吸收，促進骨骼生長。

有一點要提醒讀者注意，曬太陽時不要穿白色的衣服，因為白色衣服會將紫外線反射到臉上或裸露的肌膚上，皮膚容易受傷，尤其是在紫外線強烈的夏季。最好穿紅色衣服，因為紅色的輻射長波能隔絕殺傷力很強的短波紫外線。溫馨提示：別戴帽子，記得戴墨鏡。

遵行晝夜節律作息

人體大部分功能都是由晝夜性節律週期所控制，包括睡眠、體溫、飲食、活動等等，而控制這些晝夜性節律的最大主宰角色就是陽光。也就是說，陽光或是人造光能夠重新設立控制褪黑激素分泌的生理時鐘，而且曝曬陽光的時間長短，會影響褪黑激素分泌的濃度。

陽光會促進體內晝夜節律的運行，維持正常的睡眠週期，降低體核（核心）體溫，有助於睡眠。人體的正常體溫是攝氏三六．五度，睡眠時的內部體溫為攝氏三六度，體核體溫攝氏三七度，洗澡會降低體核溫度，有助於睡眠。

沒有電燈的時代，人類過著規律固定的「日出而作，日落而息」的生活（白晝和黑夜），那時人類的睡眠習慣全然不同。黑暗持續約十二小時，人們睡了八、九個小時，另外三、四個小時清醒，但仍處於黑暗中。如果把人關在黑暗的洞穴中七二～九六個小時，由於缺乏光線的調節，最後其晝夜節律將變得與正常人不同步。十九世紀末，愛迪生發明電燈之後，人類的生活完全改觀，人們不分晝夜、全天候接觸藍光，體內生理時鐘的晝夜節律完全失序。

地球的晝夜循環帶給人「光明」與「黑暗」的環境，正是這種規律的光暗變化在調節人體生理時鐘的晝夜節律。如果這種晝夜節律遭到破壞，人就容易生病，可能罹患肥胖症、糖尿病、癌症與各種慢性疾病。因此「黑暗」是人體獲得充分休息的最重要條件，唯有在黑暗的環境下睡覺，才能夠達到最優質的睡眠。在黑暗的夜晚，人的體溫會下降，新陳代謝減緩，褪黑激素的分泌濃度逐漸增加，相反地清晨旭日東昇時，褪黑激素分泌開始減少，人自然就醒來了。

你必須下定決心，重新調整自己體內的生理時鐘跟晝夜循環週期，每天晚上十點之前上床睡覺，最遲也應該在晚上十一點之前上床睡覺，第二天早上六點起床。堅持一、兩個月之後，你會發現，自己的晝夜週期跟以前不一樣了，晚上十點或是十一點左右，你會感覺到一陣睡意襲來，令你昏昏欲睡，第二天早上六、七點的時候，不用鬧鐘你自然就會醒過來，這就表示你已經調好自己的生理時鐘跟晝夜週期了。早睡早起是順應身體的生理時鐘，以便消除慢性壓力，晚上十點～早上六點的睡眠時間對人體比較適合的原因是，能夠通過充分休息，調節體內「壓力激素」皮質醇的變化，使它處於較低的水平。

晚上十點之後至次日凌晨五點，身體的皮質醇水平維持在很低的水平上。因為，這個時候身體需要放鬆休息，不需要高濃度的皮質醇來應付壓力。六～八點皮質醇的濃度升至最高，使人體的機能逐漸提高運轉的效率，以便對抗即將出現的工作壓力，所以上午前半段時間工作效率比較高；八點到二十二點除了十七點到二十點有微弱升高，皮質醇的濃度呈現逐步下降的趨勢，所以我們會在每天工作的下午時段，感覺越來越難以集中注意力，越來越累。你應該知道一個人晚上沒有充分休息，該睡覺不睡覺，皮質醇濃度降不下來，第二天會有什麼不良反應。由於慢性壓力是長期持續存在，有一些研究表明，壓力會使染色體端粒變短，引起細胞衰老，對人體產生嚴重的危害，例如增加人們罹患心臟病，糖尿病和癌症的風險。

你昨晚睡得好嗎？你知道怎麼樣才能睡個好覺嗎？根據調查顯示，國人平均晚上睡七個小時，晚上睡眠不足六個小時的人口超過四分之一，普遍存在著睡眠不足的狀態，而且作息時間非常不規律，打亂了體內的晝夜節律。失眠的人口年年增加，安眠藥的銷量更是直線上升，人人都渴望一夜好眠，卻忽視體內生理時鐘混亂的問題。因此，你必須體認到一個事實，唯有作息時間配合體內的生理時鐘，你才能夠在早晨自然甦醒，晚上睡眠時間到了就自動產生睡意。

下圖是一張體內生理時鐘的晝夜節律圖，看了以後你應該知道如何重新調整你的作息時間，讓它規律化，你必須承認地球上的所有生物，多是配合自然界的晝夜節律來作息的，而上帝不是靠擲骰子決定自然節律的。英國牛津大學神經科學研究所所長羅素·佛斯特（Russell Foster）在接受媒體訪問時表示，人類真的是一個超級傲慢的物種，自以為能夠摒除三十五億年的進化，完全無視於唯有配合自然界的晝夜節律來作息，才能進化的事實，在地球上或許只有人類會忽視自己的生理時鐘，完全忽視違反生理時鐘對身體健康造成的危害。

如果你是一個早起的人，你的生理時鐘會相對往前挪一點，如果你是習慣晚睡的人，你的生理時鐘會往後挪一點。我們都曾經走過那段調皮好玩的兒童歲月，早上一大清早就起來，晚上吃完晚飯，洗完澡就入睡，比爸爸媽媽爺爺奶奶提早好幾個小時上床休息。然而，進入青春期之後，身體的生理時鐘大幅度的往後挪，總是半夜才睡覺，早上鬧鐘響了還不起床。二十歲之後，人體已經過了晚睡晚起的高峰，隨著年齡的增長，生理時鐘又開始慢慢往前推移。

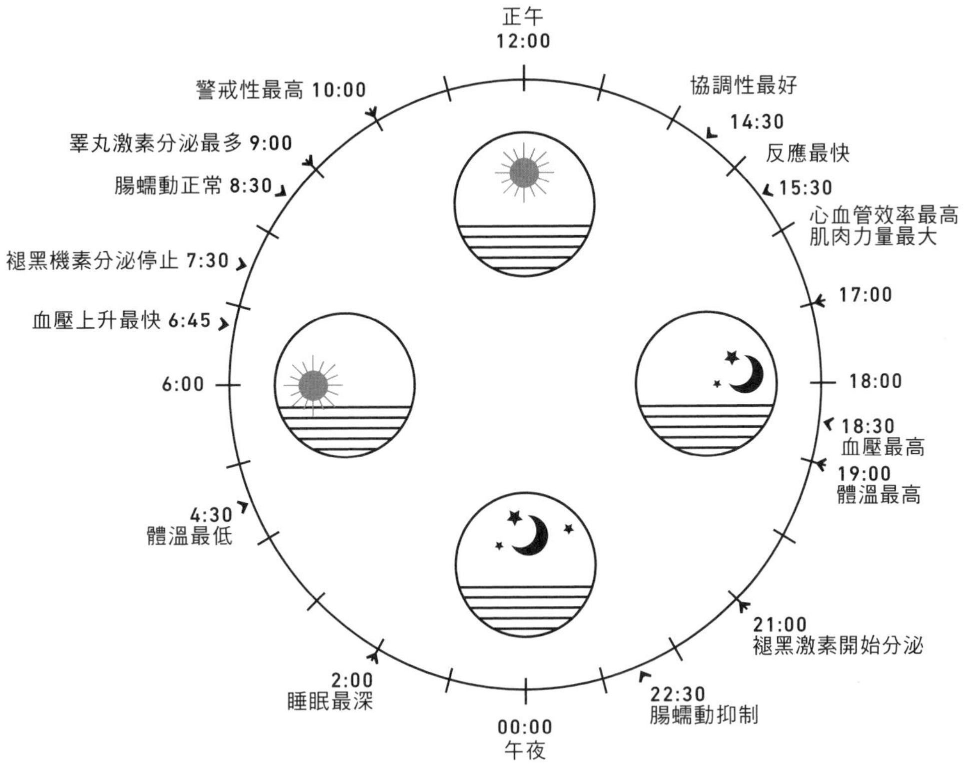
正午
12:00
協調性最好
14:30
反應最快
15:30
心血管效率最高
肌肉力量最大
17:00
18:00
18:30
血壓最高
19:00
體溫最高
21:00
褪黑激素開始分泌
22:30
腸蠕動抑制
00:00
午夜
2:00
睡眠最深
4:30
體溫最低
6:00
血壓上升最快 6:45
褪黑機素分泌停止 7:30
腸蠕動正常 8:30
睪丸激素分泌最多 9:00
警戒性最高 10:00

你現在應該已經知道我們從一出生開始，身體便自然形成恆古不變的晝夜節律，你不妨好好想一下，選擇晚上固定上床的時間以及第二天早上固定的起床時間，然後堅持做到自己的要求，既使是週末假日也要嚴格遵行。一開始也許你需要一個鬧鐘，但是不久之後你會忽然發現，你的身體竟然在你設定的時間自動醒過來了，從此之後你再也不需要鬧鐘叫你起床了。如果你是退休人士，學生或是上班族，建議你配合生理時鐘，晚上最晚十點之前必須上床休息，第二天早上六點起床，這是最理想的晝夜節律，也是邁向天年的第一步。其實，早在十多年前，美國加州大學聖地牙哥分校的藥學院，就曾經和美國癌症協會合作，進行一項大規模睡眠時間的實驗，實驗對象高達一百萬人，時間長達六年之久。實驗結果發現，每天睡七～八小時的人，死亡率最低，睡眠不足七小時或超過八小時的人，死亡率高二成。

二千多年以前，老祖宗在《黃帝內經》一書中，早已詳細說明了人體的生理現象與晝夜節律的關係，其中〈子午流注〉提到人的生活習慣，應該配合大自然的規律，只要順應天地自然的規律生活，人就不容易生病。並且認為人體的十二條經脈，對應一天二十四小時，十二個時辰，每個時辰都有不同的臟腑當家，經脈中的氣血往往會依循時辰的變化而盛衰，如果配合時辰和臟腑作息，必定能夠一夜好眠，健康長壽。下面為讀者簡單說明人體的十二條經脈如何對應一天的十二個時辰：

五點～七點，卯時，氣血運行至大腸經，體內的排泄系統在這個時辰會緩慢的啟動，隨著旭日東昇你會慢慢醒過來，不用急著下床，伸展一下懶腰才離開床鋪，起床之後喝杯二五〇ＣＣ的溫開水，漱完口洗完臉，你會有尿意和便意，上完廁所然後空腹外出，曬三十分鐘的陽光吸收維生素Ｄ，以便身體製造色胺酸，幫助提升褪黑激素的水平，並且有利於排除體內的毒素，便祕也不會發生。

七點～九點，辰時，氣血運行至胃經，這個時候是一天當中，補充氣血的最佳時刻，人體胃腸這個時段的消化吸收能力最強，胃裡必須要有東西可以消化，所以一定要記得吃早餐，不吃早餐胃經無法呈現旺盛的狀態。這個時段不吃早餐者，除了胃腸功能容易受損，也容易導致體形消瘦、臉色蒼白。

九點～十一點，巳時，氣血運行至脾經，是一天之中頭腦最清楚，工作效率最高，氣血最旺盛的時段。思緒和決斷力都能在此時發揮到極致。相反的，前一晚熬夜、失眠或是睡眠品質不佳者，自然容易氣血不足，整個人無精打采，變得暴躁易怒。

十一點～十三點，午時，氣血運行至心經，此時心臟需要比較多的能量來推動血液循環，加上中午時刻體內陽陰氣交會，因此往往會感覺到些微倦怠。午餐之後適合小睡片刻，但是不宜超過三十分鐘，閉目養神十五分鐘也可以，對心臟有益。

十三點～十五點，未時，氣血運行至小腸經，小腸將食物的營養快速吸收，殘餘的物質則送到大腸排出體外。午餐時間不宜超過下午一點，否則將加重胃部的負擔，必須讓血液流往小腸，以便消化來自胃部的食物。

十五點～十七點，申時，氣血運行至膀胱經，下午三點之後到達一天之中，頭腦第二次最清醒的時刻。此時是記憶力最好，思維最清晰的時候，如果這個時候會感覺思緒混沌，就表示體內陽氣不足，必須補充水分以利膀胱將體內的雜質毒素排出，促進泌尿系統的代謝。

十七點～十九點，酉時，氣血運行至腎經，這個時辰體內的水分開始代謝，準備排出雜質。若在此時感到疲勞，表示氣血明顯不足。有些人下午容易水腫，就是膀胱經跟腎經循環不順，體內水分代謝不佳所致。腎經是人體調節陰陽能量的經脈，這個時候也是補腎的最佳時辰，晚餐時不妨吃些補腎的食品。

十九點～二十一點，戌時，氣血運行至心包經，吃完晚餐之後，最適宜和緩的散步和簡易的體操來調整身心狀態，讓身體放鬆為一夜好眠做準備。此時心臟，腦神經系統最亢奮，心情宜保持愉快，舒解一下身心的壓力。

二十一點～二十三點，亥時，氣血運行至三焦經，這個時候體內的廢物已經完全排泄完畢，氣血也開始儲存，以便應付第二天的需要。三焦經負責身體的氣血循環，此時陰盛陽衰務必上床睡覺，才可以使五臟六腑得到充分的休息，一覺到天明，可惜對現今的人來說很難做到。

二十三點～一點，子時，氣血運行至膽經，這個時辰不睡覺，膽經就容易出問題，出現口乾舌燥、皮膚乾燥、胸痛，特別是肝膽功能不佳的人，此時應該進入睡眠狀態，以便身體進行下一個時辰的造血以及新陳代謝的運作。對於男性而言這個時候不睡覺，容易出現腎氣虛寒的症狀，這可關係到你一生的性福。子時是儲存陽氣的時辰，陽氣不足，代謝能力，免疫力變弱，第二天就缺乏膽識，做事總是猶豫不決，決斷力不足。

一點～三點，丑時，氣血運行至肝經，這個時辰肝臟將血液跟體液的酸性降低，促進內分泌的代謝正常，必須熟睡才有利肝臟的排毒，如果沒睡好，第二天必定昏昏沉沉，整天無精打采，哈欠連連。還容易出現暴躁易怒、頭痛的症狀。

三點～五點，寅時，氣血運行至肺經，肺負責將人體的氣血輸往全身，使人第二天清晨起床之後紅光滿面，精神充沛。一旦肺部的功能失調，會引發心血管疾病，長期睡眠不足，容易導致肺病。有呼吸道疾病者，特別是老人和孩童，常會在這段時間出現咳嗽

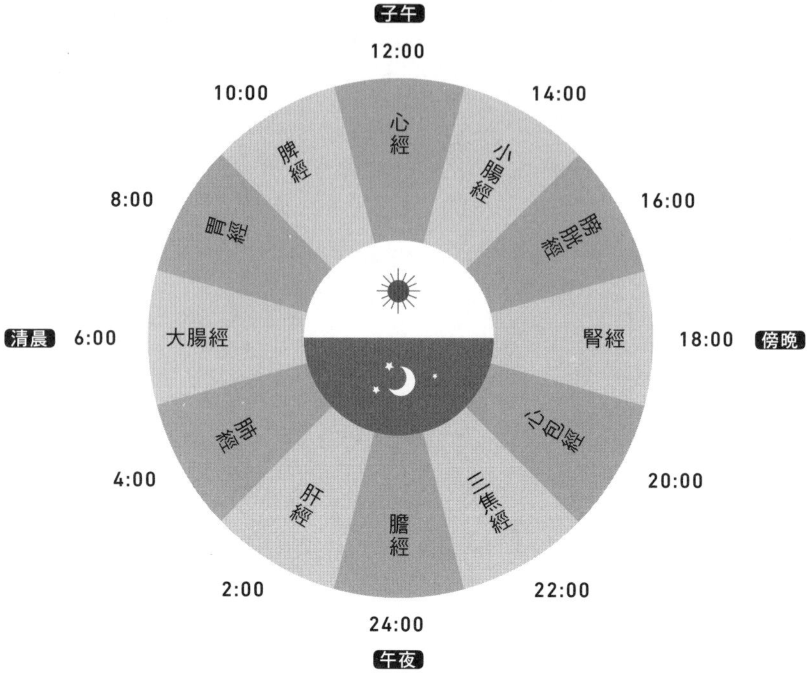

的現象，那是因為肺經會在這個時候進行排痰。相對的，在此時無法好好休養者，往往也會產生呼吸道方面的疾病。何況凌晨三點到五點，正是睡得最熟的時辰，輕忽不得。

如果你的作息時間能夠配合自然界的晝夜節律，非常規律，一絲不苟，連續一個月或至少兩個星期早晨六點起床，那麼到了晚上九點∫十點，睡意就會陣陣襲來，開始催眠你。也就是說，你體內的生理時鐘在暗示你，最好的入睡時刻到了，該上床睡覺。

太陽當空照，花兒對我笑，小鳥說早早

夜晚睡眠時，我們的大腦並未停止活動，相反的它會出現兩種完全不同的腦波活動，也就是眼球快速運動（REM）和眼球非快速運動（NREM），這兩種不同的睡眠模式，各有不同的作用。眼球非快速運動的睡眠模式，能讓人體獲得充分休息，呼吸平緩有規律，血壓降低。這種睡眠模式分為四個階段，首先是半夢半醒的過渡階段，然後睡眠會逐漸深沉，進入第二個階段淺層睡眠階段，第三跟第四階段則是δ（Delta）的睡眠階段，腦波呈現平緩的波狀，這是最能獲得充分休息的兩個階段。

半夜一點到五點褪黑激素分泌的高峰期，人體容易出現眼球快速運動的睡眠模式，這個時候腦波較短而且快速，容易做夢，心跳呼吸不穩定，即使眼簾閉上，眼球仍然快速轉動。整個夜晚這兩種不同的睡眠模式，一共五個階段，會不斷的交替出現，構成四

到六個睡眠週期，每個週期的時間由六十到九十分鐘的眼球非快速運動，搭配較短的眼球快速運動所組成，其中眼球非快速運動的睡眠模式大約占了整個週期的百分之八十。

睡眠的這五個階段，是由美國史丹佛大學（Stanford University）睡眠研究中心創辦人，睡眠醫學博士威廉．德蒙（William Charles Dement），一九六〇年代初期首先發現並且命名的。人人都需要適量的睡眠，然而所需要的睡眠時間，則是因人而異。影響睡眠是否良好的主要原因，則是睡眠的模式，只要人體的眼球快速運動睡眠的時間不足，就會引發身心障礙，例如食慾改變，焦慮不安，暴躁易怒，精神散漫，注意力不集中。

下面介紹完整的睡眠模式是如何交替出現：

第一：眼球非快速運動睡眠第一階段

當你關燈上床睡覺之前，你必須讓身心靈歸於平靜，關閉電腦，平板電腦，手機，電視機，減少暴露於這些電子產品的藍光下的時間，如果計畫晚上十一點入睡，就必須在九點半開始準備讓身心靈歸於平靜。上床之後，大概十分鐘～三十分鐘之內，就會進入眼球非快速運動睡眠的第一階段。時間大約五～十分鐘，你就會陷入半夢半醒，朦朦朧朧之中。在此階段，心跳和呼吸頻率開始減慢、眼球運動也減緩、肌肉放鬆並且體溫下降，在睡眠的腦波圖（EEG）上，也能觀察到腦波減慢。這個時候只要有較大的聲響就會把你驚醒。一旦驚醒，你的睡眠週期就會被迫中止，必須重新開始。第一階段約占總睡眠時間的五％左右。

第二：眼球非快速運動睡眠第二階段

進入第二階段的淺層睡眠之後，你的心跳、體溫繼續緩緩的下降，你也逐漸進入比較深沉的睡眠狀態，時間大約十～二十五分鐘。在此階段眼球運動停止、心跳減慢，腦部及身體肌肉更放鬆，漸漸失去對外界的反應，腦波發出兩種模式：睡眠紡錘波（sleep spindle）及K複合波（K-complex）。這時候如果你再度被干擾而驚醒，你的睡眠週期依然會中斷，只好再度重新開始。現實生活中，有不少人一直被困在淺層睡眠的階段。第二階段約占總睡眠時間的五十五％左右。

第三：眼球非快速運動睡眠第三階段、第四階段

進入第三，第四階段的深層睡眠時，也就是俗稱的δ（Delta）睡眠階段。這個時候腦波呈現大幅度走平的緩慢波狀，最有可能發生說夢話和夢遊，也是最能獲得充分好眠

的兩個階段。時間大約二十～四十五分鐘。大腦對外部刺激的反應較遲鈍，因此最難從這個階段喚醒。這個時候醒來的人，會覺得昏昏沉沉。不過，這個階段體內的生長激素分泌量會增加，可以促使新生細胞的生長和組織的修復。第三階段，第四階段約占總睡眠時間的十五%左右。

眼球快速運動睡眠

這個階段是大腦內褪黑激素分泌的高峰期，此時腦波較短，而且也比較快，身體會像清醒的時候一般的運作，體溫降至最低點，心跳、呼吸的頻率不穩定。此時的手臂和腿部肌肉放鬆到幾乎不動，眼球快速轉動，就像在觀賞乒乓球比賽一樣。這個階段通常是在做夢。時間大約十分鐘。大腦會在這個階段處理白天收集的訊息，將訊息強化後存儲在長期記憶裡。眼球快速運動睡眠階段結束之後，通常會醒過來。也許你不會記得自己曾經醒過來，然後進入第二個睡眠週期。這個階段約占總睡眠時間的二〇～二五%左右。

每個晚上的睡眠約有四～六個週期，眼球非快速運動睡眠大約占了整個週期了八〇%。因為人體期望在這個階段進入深層睡眠狀態。每一次睡眠週期的眼球快速運動，睡眠的時間會一次比一次增長，在第一個睡眠週期，眼球快速運動睡眠的時間，可能只有短暫的五～十分鐘，但是在最後一個睡眠週期，會長達三十分鐘～六十分鐘。以我個人而言，我都是十點左右上床準備睡覺，十～三十分鐘之後睡著，十二點左右，也就是完成第一個週期的眼球快速運動睡眠之後醒過來，十分鐘之內，我又睡著，進入第二個週期。半夜三點左右，也就是完成第二個，第三個週期的眼球快速運動睡眠之後，我再度醒過來。十分鐘之內，我又再度睡著，進入第四個週期。清晨六點左右，有的時候是七點，也就是完成第四個，第五個眼球非快速運動睡眠與眼球快速運動睡眠週期之後，第三度醒來，隨即立刻下床。

事實上，並非夜夜如此，有的時候半夜只有醒來一次。雖而，每晚的睡眠週期每一個階段的醒來時間，大約就是九十分鐘的倍數。也就是說，入睡之後可能在第一個九十分鐘結束就會醒來。然後，繼續進入下一階段的睡眠週期，也可能在 90×5＝450 分鐘，大約七個小時三十分鐘之後才醒過來，完成甜美的睡眠週期。

每晚的睡眠週期不會完全一樣，半夜醒過來的時間，大約落在入睡之後的九十分鐘、一八〇分鐘、二七〇分鐘、三六〇分鐘、四五〇分鐘這五個時間點。有些人一夜好眠，完成五個完整的睡眠週期後（入睡之後的四五〇分鐘）才醒過來。有的會在第三個時間點（入睡之後的二七〇分鐘）醒過來。不管你半夜在這五個時間點的哪一個醒過來，只要十分鐘之內，再度睡著，都算正常。只要你順利地完成睡眠→醒來→睡眠→醒來的模式，從第一個睡眠週期進入下一個睡眠週期，如此一個階段接一個階段，直到凌晨醒來，就是優質的甜美睡眠。現在你不妨根據你的起床時間和九十分鐘的睡眠週期，計算一下你應該在什麼時間入睡。如果你希望獲得八小時的睡眠，那就相當於每晚經歷五個睡眠週期（等於七小時三十分鐘）。如果你選擇早上七點半醒過來，那麼就應該在午夜十二點上床睡覺，不過你必須提前十五分鐘躺下來休息，讓身心靈獲得安寧，你需要多久才能睡著，你就應該提前多久上床。

總之，睡眠週期並不是從頭到尾不中斷，而是分成四～六個週期。每一個週期中，會經歷眼球快速運動（REM）→淺層睡眠→深層睡眠→淺層睡眠→REM這麼一個完整階段，其中，每個周期約六十～九十分鐘。「夜貓子」短一點，一般人大約都是九十分鐘。

只有完成整個睡眠週期（也就是經歷四～五個REM，大約六～七．五小時），身體才能獲得充分休息，也才算是擁有優質的睡眠。

生活自然，入睡安然

失眠是當今全球最普遍的文明病，根據二〇一九年世界衛生組織最新的資料，全球七七億人口中有三分之一的人口失眠，大約二七億人。中國一四億人口中，失眠的超過三億，美國三．三億人口中，失眠的超過一億，經濟損失每年高達四三四一億美元。日本一億三千萬人口中，失眠的五千萬人，每一年的經濟損失大約一四六〇億美元。

而台灣根據健保署最新統計，二〇一八年門診住院安眠藥的使用人口超過四二六萬人（如果加上未就醫的人口，恐怕早已超過五〇〇萬人）。也就是說，台灣二千三百萬人口之中，平均每五個人就有一人失眠，二〇一九年安眠藥的使用量超過九．一八億顆，相關健保費用高達二一億台幣。尤其是台灣二七〇萬六十五歲以上的年長者之中，大約有一一〇萬人因失眠而服用安眠藥，比例超過四成，對健康長壽的生活，造成嚴重障礙。

更糟糕的是，大多數失眠的人，都不清楚自己為什麼會失眠，睡不著覺。事實上，藥物干擾、生活習慣不良、環境吵雜、光害、壓力、飲食等都是關鍵因素。

高齡者常見三種失眠型態，其一是睡眠相位前移症候群，也就是晚上七、八點就想睡覺，睡到半夜兩、三點就醒了，開始擔憂睡不著覺、失眠了怎麼辦。其實掐指一算，這群人的睡眠時間是足夠的，只是時段整個提前，因此只要增加白天的活動量、運動量，並延後晚上入睡時間即可。

其二，年紀漸長，腦下垂體抗利尿激素分泌改變，雖然跟年輕時的尿量相當，但是晚上尿尿的次數變多，導致夜半頻頻起身如廁，卻又往往一醒來就睡不著，嚴重影響睡眠。這類型的失眠，晚餐之後就應該避免攝取水分。

其三是身心疾病，許多高齡者罹患身心方面的疾病，導致情緒焦慮、憂鬱，徹夜輾轉難眠，這種情形單單使用安眠藥、鎮靜劑不僅治標不治本，效果也不彰。

醫學上把失眠的原因分為兩種，一種是病理性失眠，知道失眠的原因，另一種是原發性失眠，不知道失眠的原因，九〇％的失眠大多能夠找到精神、心理方面的因素。例如，失眠者罹患憂鬱症、焦慮症、神經衰弱或是精神分裂症。針對失眠，醫生通常會根據患者的主述，開立合適的安眠藥物，主要依據藥理作用分別為：

第一大類是苯二氮平類（benzodiazepine 簡稱 BZD）的藥物，如：Diazepam、Estazolam 及 Lorazepam，為治療失眠的第一線藥品。這類安眠藥能夠降低焦慮、緊張和精神亢奮，也會讓你增加每晚睡眠模式第二階段的睡眠，可是卻會減少你的深層睡眠以及眼球快速運動睡眠，所以即使讓你睡了一整晚，可是你醒過來還是會覺得很疲倦，因為你大部分的時間是處於第二階段的睡眠。而且，這一類藥物會有依賴性，耐受性會增加，你越吃劑量會越來越大，一旦停掉以後，失眠的症狀會更嚴重，台灣有些大醫院門診的醫生已經不再開這一類處方藥給失眠的患者了。美國聯邦食品暨藥物管理局（FDA）曾經發布一則正式的警示，呼籲醫生對失眠患者限制苯二氮平類藥物的劑量或考慮其他治療方法。因為，這類安眠藥會出現白天嗜睡、恍神等副作用，也有較高的跌倒及骨折的風險值，值得注意。

第二大類是非巴比妥類（non-barbiturate）的藥物，大多數的失眠屬於「單純性失眠」，沒有身心壓力或是生理疾病，就是莫名其妙睡不著，醫生的首選用藥，幾乎就是「史蒂諾斯」（Stilnox, Zolpidem）。史蒂諾斯只能幫助入眠，沒有鎮靜、消除緊張、焦慮的效果。入睡前三十分鐘吃，六十五歲以下成人睡前一顆，六十五歲以上成人半顆，作用時間快，也較不易產生依賴性，可幫助快速入睡。副作用是，睡前短暫失憶，半夜會起來吃東西、夢遊、暈眩、嗜睡、跌倒。史蒂諾斯不會影響深層睡眠，也不會影響眼球快速運動睡眠，而且停藥以後也不會產生反彈性的失眠。

第三大類是抗憂鬱（antidepressants）的藥物，雖然美國 FDA 並未核准使用抗憂鬱劑來治療失眠，也沒有任何證據證實抗憂鬱劑有治療失眠的效果，但是仍有許多醫師認為，失眠的部分成因是憂鬱症或焦慮症所導致，因此會開抗憂鬱劑，例如百憂解（氟西汀，prozac），來同時治療憂鬱症及失眠症狀。早上或是睡前兩小時吃，適合工作壓力、情緒問題的人。百憂解是一種選擇性的 5- 羥色胺（血清素）再攝取抑製劑（SSRI）。它是抗抑鬱藥，主要用於治療重度抑鬱症，強迫症和恐慌症。

第四大類是助眠的藥物，如：褪黑激素（melatonin）、柔速瑞（Rozerem，通用名稱 ramelteon）這一類，如果您需要改變晝夜節律，您的醫生可能會建議您服用褪黑激素、柔速瑞。柔速瑞通過結合褪黑激素的受體而起作用，這有助於改變體內褪黑激素的水平，增強褪黑激素促進睡眠和控制晝夜節律的作用。入睡前三十分鐘吃，幫助快速入睡。副作用是，可能引起過敏反應，也可能會影響睪丸激素和催乳激素。二〇〇五年，美國 FDA 批准了柔速瑞做為處方助眠劑。褪黑激素對於睡眠的誘導很有幫助，有越來越多的科學證據顯示，褪黑激素是一種安全有效的助眠藥劑，不會有安眠藥和鎮靜劑的副作用。微量的褪黑激素，就能讓人體血液中的褪黑激素濃度，恢復正常的夜間水準，並且促使人們入睡。睡前一個小時，吃一顆〇．五毫克的褪黑激素，就會使你安然入睡。如果上床之後三十分鐘還睡不著，再吃〇．五毫克，應該就會入睡，一晚最多只能服用一毫克的劑量。

近年來，已經有不少歐美藥廠推出了仿褪黑激素作用機制的安眠藥，這對大多數失眠患者而言，多了一項選擇標的，也可以不必再擔心安眠藥的不良副作用。尤其是安眠藥會干擾正常的睡眠週期，破壞眼球非快速運動和眼球快速運動的睡眠模式。

隨著人口的老化，國內服用安眠藥、鎮靜劑的人數不斷增加，長期使用將對健康造成相當嚴重的不良影響。二〇一九年十二月國立陽明大學與台灣大學，發表一份分析超過二十六萬人的研究，使用這類藥物的高齡者，後續失智風險是一般人的一點五到兩倍。服用多種藥物，失智風險更高，最高達一般人的五倍。這麼大的健康危害對國內高達一百多萬，正在服用安眠藥、鎮靜劑的高齡者而言，恐怕會寢食難安。

這項研究刊登於國際神經醫學期刊《Neurotherapeutics》，數據顯示，國人服用安眠藥物成長最多的是六十五歲以上高齡者。研究團隊運用國內健保資料庫，找出二〇〇三年至二〇一二年十年間，第一次使用苯二氮平類藥物（BZDs）與Z類鎮靜安眠藥（z-hypnotics，包含Zolpidem、Zopiclone及Zaleplon）的六十五歲以上民眾資料，納入每季用藥二十八日以上的人做分析。

結果顯示，使用短效期（藥效小於二十小時）BZD類藥物者的失智風險最高，是一般人的一．九八倍，使用Z類藥物者的失智風險是一般人的一．七九倍，使用長效期（藥效達二十小時以上）BZD類藥物者的失智風險，是一般人的一．四七倍。短效期藥物的失智風險較高，原因可能是醫生傾向為高齡者開立短效期藥物與Z類藥物，因高齡者代謝藥物的時間較長，長效期BZD藥物不易代謝、容易使人昏昏沉沉、跌倒。研究中也顯示，使用短效期藥物患者的年齡略高、身心方面的疾病較多，可能因此造成較高的失智比率。

此外，與只服用一種安眠、鎮靜類藥物的人相比，服用多種藥物，失智風險更高。其中，服用長效期與短效期藥物、服用長效期與Z類藥物、服用短效期與Z類藥物者，失智風險分別是一般人的二．九六倍、二．八二倍與三．二五倍。同時服用三種藥物者，失智風險更高達一般人的四．七九倍。

這項研也究顯示，這類安眠藥、鎮靜劑與失智風險呈正比，然而兩者之間的因果關係仍不明。或許，失眠是失智症早期的神經退化症狀，而非藥物造成。

英國伯明罕大學、薩里大學、澳洲蒙納許大學，二〇一九年五月發表於《睡眠醫學期刊》的研究指出，只要改變生活習慣，包括固定的起床時間、固定的上床時間，即可以調整生理時鐘，改善睡眠。美國內科醫師協會（ACP）也表示，治療失眠必須先改變失眠者的生活方式，也就是失眠者唯有遵循大自然的晝夜節律生活，才能掙脫失眠的煎熬。安眠藥不應該是治療失眠的一線藥物，安眠藥誘發的睡眠，並不是生理性的，只是暫時讓人安眠而已，就像麻醉藥一樣，只是暫時麻醉終究會醒過來，何況長期服用有失智的危險，也打亂了體內的生理時鐘。安眠藥只能作為短期使用，是一種治標不治本的治療方式。

二〇二〇年三月，一項由美國國家心肺血液研究所（NATIONAL HEART, LUNG, AND BLOOD INSTITUTE）主導，為時五年，追蹤二千名中老年男女性（四十五～八十四歲）的大型研究顯示，睡眠模式不規則的老年人，也就是沒有固定的就寢時間、起床時間以及每晚睡眠質量不同，罹患心血管疾病（CVD）的機率，比擁有規律睡眠模式的成年人高出兩倍。這項發表在《美國心臟病協會》（American Heart Association）雜誌上的研究也顯示，每天保持規律的睡眠模式，每晚擁有七至八小時的睡眠質量，可以幫助預防心臟病。雖然不清楚睡眠模式不規律和心血管疾病相關聯的背後生物學機制，但研究人員相信，可能與人體晝夜節律，也就是生理時鐘紊亂、失調脫不了關係。

一般人都不喜歡曬太陽，尤其是女性，生怕皮膚被曬黑，完全不知道白天曝曬陽光，對於夜晚睡眠時的助眠效果，超乎想像，等你自己親自體驗之後，你一定會讚嘆：太陽光簡直就是最神奇的「安眠藥」。只要每天沐浴在陽光中一小時，人體產生的維生素D3就會使褪黑激素的合成物質血清素濃度升高，刺激副交感神經，使人身心放鬆、心情愉悅，並增加飽腹感，自然可以消除對食物的渴望和暴食的衝動。血清素不足會造成自律神經失調，交感神經、副交感神經不知何時應該切換運作，整個晝夜節律大亂，自然嚴重影響到夜晚褪黑激素的分泌，最後導致失眠。

人體大部分功能都是由晝夜性節律週期所控制，包括睡眠、體溫、飲食、活動等等，而控制這些節律的最大主宰角色就是陽光，也就是說陽光能夠重新設定控制褪黑激素分泌的生理時鐘，而且曝曬陽光時間的長短，往往會影響夜晚褪黑激素分泌的濃度。此外，陽光會促進體內晝夜節律的運行，維持正常的睡眠週期。《黃帝內經》中有「背為陽」的理論，現代醫學也証實，人的背部皮下蘊藏著大量的免疫細胞，通過曝曬陽光可以激活這些免疫細胞。所以讓背部多晒晒陽光，哪怕穿著衣服也有助於鈣的吸收、合成。而且，很多經脈跟穴位都在後背，還能達到補陽氣、疏通經絡、調和臟腑、祛寒止痛的目的。曝曬陽光的時候，最好穿紅色的衣服，因為紅色可以讓長波紫外線（熱波）進入人體，阻擋殺傷力很強的短波紫外線（化學波），而白色衣服會將紫外線反射到臉上或裸露的胳膊、背部上，容易使皮膚曬傷。冬天陽光中紫外線的量，只有夏季的六分之一，曝曬時間可稍微延長一些。

白天曝曬陽光，除了對夜晚的睡眠有助眠效果之外，還可以讓人開闊視野，加強新陳代謝的功能，所以在陽光燦爛的日子裡，人的精神就會感覺特別飽滿，心情也格外舒暢。科學研究顯示，失眠多年的人，衰老速度是一般人的三倍，失眠的第二天，身體的免疫力就會急速下降，日後罹患憂鬱症、阿茲海默症的風險是一般人的三～四倍。最新研究發現，缺乏睡眠會讓一種稱為「β－澱粉樣蛋白」的廢棄物質在大腦中聚集，而阿茲海默症患者大腦中斑塊區域，含有高濃度的這種物質。

二〇一八年四月發表在《美國國家科學院報》（*Proceedings of the National Academy of Sciences, PNAS*）上的研究，第一次提出了「失眠」對大腦產生的這種影響，科學證據顯示了長期慢性失眠後果的嚴重性，哪怕只是一個晚上的失眠，就會使大腦中的這些廢棄物質開始累積。目前科學已證實「β－澱粉樣蛋白」是腦細胞白天思維活動之後，所產生的廢棄物質，而充足的睡眠可以在一定程度上清除這些廢棄物質。

失眠這件事，嚴格說來要怪只能怪自己，要治療也只能靠自己，因為是你自己把身體的生理時鐘，也就是晝夜節律整個搞亂了，了解了癥結所在，就要下定決心，重新調整自己體內的生理時鐘，讓它遵行大自然的晝夜節律。我相信本書的讀者閱讀到這裡，應該已經對如何重新調整體內的生理時鐘了然於胸了，因為你們早已從字裡行間之中，充分領悟到陽光、晝夜節律、光照度這三大因素，才是讓你夜夜擁有優質睡眠的天然「安眠藥」，尤其是已經失眠好長一段時間的睡眠障礙者，下述睡眠革命的五個要點，是你刻不容緩，必須採取的霹靂手段，否則你永遠難以脫離失眠的苦海。

第一、下班立刻回家，不加班、不應酬、夜晚不再出門，摒除一切外界干擾。晚餐時，少吃點，飲食不節，腸胃受損，宿食停滯，擾及心神，是大多數人不得安眠的主要原因。不管是大人還是小孩，吃得太好、太多，睡得都不太好。不要忘了「晚飯少吃口活到九十九」，老祖宗在「黃帝內經」中曾經明示：「胃不和，則臥不安」。不多話、細嚼慢嚥，每一口至少咀嚼二十下，這樣子食物比較容易被腸胃消化，不會對胃造成太大的負擔。因為咀嚼本身也是一種享受，除了幫助消化，還能安定情緒，使人身心愉悅，有助於夜晚的睡眠。

第二、飯後吃兩根香蕉，香蕉含有豐富的色胺酸，色胺酸是合成褪黑激素的物質，也是重要的助眠明星，它是一種會轉化成大腦血清素的氨基酸。血清素通過兩種代謝方式轉化成褪黑激素。每天吃兩根香蕉，血清褪黑激素水平從三二 pg/mL 升至一四〇 pg/mL

（微微克／毫升）。吃香蕉以後的兩個小時，血清水平達到頂峰。因此，睡前一兩個小時，應該選擇吃一到兩根香蕉，而不是安眠藥。另外，吃兩片鈣片，鈣質具有鎮靜神經的功效，缺乏鈣質的人經常神經緊張、肌肉緊繃、脾氣暴躁，神經無法鬆弛，當然會夜夜失眠，鈣片的助眠效果早已被醫學界所認可。

第三、將室內的光照度盡可能降低到一〇勒克斯左右，最好是五勒克斯，避免人造光，尤其是藍光，它會妨礙你體內夜間褪黑激素的分泌，影響睡眠。因此，你不能使用電視、電腦、手機等等，發光的電子產品。

第四、十點就寢，最晚十一點。睡前雙腳站立，用鼻子緩緩的吸一口氣，然後再張開嘴巴，緩緩的吐氣。反覆吸吐二到三分鐘，接著以左手手掌按摩右腳心、右腳跟，大約二～三分鐘，再更換右手手掌按摩左腳心、左腳跟，一樣按摩二～三分鐘。吸氣吐氣、按摩腳心腳跟，主要是要讓身心放鬆，消除雜念，引導全身肌肉和神經鬆弛。

第五、剛開始的第一個星期，你可能夜夜輾轉難眠，直到天空泛白，你才感覺到睡意，但是這時候你必須強迫自己起床，不能再躺在床上，要不然你會不知不覺睡著。早上七點左右，太陽一出來，你必須外出曝曬至少三十分鐘的太陽光，散散步，然後才去公司上班。整個上午你一定哈欠連連，無精打采，但你必須忍耐這種身心的疲憊。中午，再累也不能睡午覺，也不能喝刺激性的飲料提神。午餐之後，必須外出曝曬陽光、散步至少三十分鐘。下午的時光，你仍然要克服一夜沒睡的煎熬。下班時間一到，仍然立刻回家，不加班、不應酬、夜晚不再出門，重複前一天的作息。

如此日復一日，讓你體內生理時鐘的晝夜節律，慢慢擺脫過去那一段漫長日子人為干擾，所造成的紊亂現象。相信快則一個月，慢則兩個月內，你體內的生理時鐘就會恢復正常。這一場睡眠革命的過程十分艱辛，衷心期望你能夠堅持下去，早日脫離失眠的煎熬。

第三章

飲食革命——你正在謀殺家人

「你的食物就是你的藥。」——希波克拉底

（Hippocrates，四六〇年～三七〇年 B.C.）

醫學之父

烹調用錯油等於慢性自殺

近幾年，隨著健康飲食的大行其道，許多家庭「煮夫」、「煮婦」，面對市場上琳瑯滿目、五花八門的食用油，心中總是充滿疑惑。更何況人的大腦中脂肪大約占六〇％，其餘的為蛋白質，大腦的健康與食用油息息相關，也就是說食用油的好壞，深深影響到大腦神經細胞的優劣，如果選錯了食用油，豈不令人憂心忡忡。現代食用油的製作方法有兩種，壓榨法（乾提法）和浸出法（濕提法），壓榨法是靠物理壓力將油脂直接從原料中壓榨出來，送入離心機進行分離，去除其他顆粒，不加入任何化學添加劑。浸出法採用溶劑油（六號輕汽油），將油脂原料經過充分浸泡後，進行高溫提取油脂，再經過脫膠、脫酸、脫色、脫水、脫臭、脫臘等加工而成。由於經過高溫處理，產生了大量反式脂肪酸，又經過多道化學程序的處理，油質中的部分營養成分已經被破壞，且有溶劑殘留，而市面上大部分的植物油，都是採用浸出法製造出來的。

那麼，究竟哪一種食用油最健康，既使是專家、學者、醫生、營養師說法也不一樣，有的說橄欖油最好，有的說椰子油，甚至於有的說動物油比植物油好，令消費者一頭霧水，不知何者為真？事實的真相是，你根本不容易買到真正的好油，我們先從舉世公認的好油橄欖油說起。

橄欖油在地中海沿岸地區，已經有好幾千年的歷史，被西方國家譽為「植物油皇后」、「美女之油」、「液體黃金」，是世界上唯一以自然狀態，提供人類食用的木本植物油，具有保健、護膚、駐顏的神奇功效。史書記載，天生麗質的埃及豔后克麗奧佩脫拉（Cleopatra），每天以橄欖油敷臉，保養豔麗迷人的臉龐，並塗抹全身，維持肌膚細嫩光滑富有彈性，秀髮更烏黑亮麗，全身上下散發出傾國傾城、夢幻般的風采，令不可一世的凱薩大帝終日神魂顛倒。甚至生了孩子之後，依然可以迷倒羅馬帝國的另一個統治者安東尼為她魂牽夢繫。

橄欖油主要產區包括西班牙、義大利、希臘、突尼西亞、葡萄牙、土耳其、法國、比利時、美國……等，而西班牙的產量大約占四二．五%，是全球第一的橄欖油生產國。近年來，不只是台灣，美國、中國、日本，甚至是橄欖油的生產大國西班牙、義大利、希臘、突尼西亞，都很難買到真正的特製冷壓橄欖油。市場上銷售的幾乎都是混合大豆油、高油酸向日葵油，高油酸紅花油，低芥酸芥花油和葡萄籽油，特製冷壓橄欖油的成分只有一五%左右，卻大言不慚的標榜是一〇〇%特級冷壓橄欖油（Extra Virgin Olive Oil）。好油是純天然的，未經氫化或是化學精製的過程，而且未使用任何添加劑、防腐劑，也不使用農藥、殺蟲劑和除草劑。

就以義大利西西里島生產的一款特級初榨橄欖油來說明，讓讀者明白什麼樣的橄欖油才是真正好的橄欖油。這款橄欖油由採收、清洗、壓榨整過製作過程，必須於「二十四小時」內進行，一公升（三三．八盎司）玻璃瓶裝（特級初榨橄欖油包裝在深色玻璃瓶中，以保護橄欖油免受光線和紫外線的傷害），在美國的售價是美金八七元（折合台幣超過二六〇〇元），完全手工採擷綠色新鮮 Nocellara del Belice 橄欖製成（具有兩個 DOP 保護），DOP 是原產地、名稱保護標識，是歐盟提供的證明商標，生產地和品質經過歐盟的嚴格認證要求，每一瓶橄欖油按照嚴格監控的程序編號，消費者可以利用編號，上網追查購買的橄欖油是不是原廠出品的，以避免買到假貨。甜度比其他品種高，而且每一〇〇公斤的橄欖只生產一〇公斤到一二公斤的橄欖油，這是這款橄欖油能提供市場上最低游離脂肪酸（FFA＜〇．二六%）和最高濃度抗氧化劑（其抗氧化劑含量＞四七八）的原因。

百分比越低，橄欖油的貨架期越長，開封前保質期為四年，開封後保質期為一年。而且，使用最先進的無水兩階段連續冷榨法，對橄欖進行壓榨，在溫度不高於攝氏二七度下，橄欖被碎成泥狀，然後透過離心機分離，把水分及特級初榨橄欖油分開。

一般而言。大型工業化廠商所生產的橄欖油，往往在過程中加水，壓榨出更多橄欖油，但在壓榨過程中，會洗掉特級初榨橄欖油大量的抗氧化劑，大大降低了它的保質期，品質也會受影響。品質好的橄欖油，色澤金黃帶點天然的青綠色，而維生素、酚類等營養價值，也能夠保持在最高水平。口感會有一點苦，這是因為抗氧化劑的關係。然而，在口腔裡不會感覺到油膩，吞嚥下去之後，喉嚨會感覺有點辣，越辣代表抗氧化劑的含量越高。其他少數幾家口碑較好的品牌，一公升玻璃瓶裝的特級初榨橄欖油，售價都在五〇美元以上。而台灣的橄欖油幾乎都是從國外進口的，售價應該更高才是。

由於特級初榨橄欖油的售價比一般食用油高出五、六倍以上，因此特級初榨橄欖油攙假這一類事件，在國際上總是一而再，再而三的發生，消費者往往在不知不覺中，買到以低級橄欖油、不同類型的植物油（例如大豆油、低芥酸芥花油或向日葵油）冒充的特級初榨橄欖油，這些仿冒品有時還會添加葉綠素、β（beta）胡蘿蔔素。諷刺的是，標榜一〇〇％義大利生產、製造的特級初榨橄欖油，竟然是來自敘利亞、土耳其、摩洛哥、突尼西亞等非歐盟國家的混合油，令食用油的消費者，瞪目結舌、心驚膽跳。

其中最嚇人聽聞的是，幾年前美國紐約時報、CBS電視臺最知名的新聞性節目「六十分鐘」，相繼揭穿了貪婪的商人、義大利橄欖油製造業、受賄的政府官員、被收買的品油師等等，如何緊密結合，透過高價、交易量驚人的「仿冒」義大利冷壓初榨橄欖油，謀取暴利的黑暗面。美國新聞媒體追蹤到義大利商人，從土耳其運回二二〇〇公噸榛子油，謊稱「希臘橄欖油」報關進口，賣給義大利知名橄欖油製造商，製造商再將這批榛子油和一些橄欖油調合後，以義大利橄欖油之名大量銷售到歐盟各國甚至全世界。

一九八一年五月，西班牙曾經發生一起宛如恐怖攻擊的爆炸性事件，首都馬德里附近的居民食用了橄欖油之後，竟然造成大規模類似呼吸道感染的疫情。事後調查發現，原來他們所食用的橄欖油，是黑心廠商以低價變性的菜籽油冒充，這種油含有苯胺類的添加劑，是一種嚴重的神經毒素。這起事件總共造成七八六人死亡，二四二五〇人受到嚴重傷害而住院，有四十家食用油製造商和貿易商被起訴，後來這種神經毒素導致的疾病，被世界衛生組織正式命名為毒油症候群（Toxic oil syndrome, TOS）。

台灣在七年前，也曾經發生過特級橄欖油作假的黑心油事件，二〇一三年十月大統長基公司爆發一〇〇%特級橄欖油攙假事件，其中不乏經GMP認證的產品。事件的真相是，「大統特級橄欖油」標榜一〇〇％西班牙進口特級橄欖油製成，卻將葵花油、芥花油、大豆油等油品混合後，再違法添加銅葉綠素調色，偽冒為特級橄欖油的色澤，製成一系列純橄欖油產品。本次食用油品攙假事件，亦同時揭露國內業者長期以來，以廉價棉籽油混充葵花油、葡萄籽油等情事。衛福部食管署在二〇一〇年公布「市售包裝調合油外包裝品名標示相關規定」，宣稱是單一油種，其油脂含量必須達五〇％以上；宣稱二種油脂名稱者，該二種油脂須各占產品內容物含量三〇％以上，並且依含量多寡由高至低排列。衛福部的這項規定，令大多數的人心裡充滿疑惑不解，簡直是引誘人犯罪。例如，食用油製造商可以五〇％的橄欖油，混合其他的低價劣質油，然後再以橄欖油的品名出售給消費者，竟然完全合法。

更離譜的是，如果廠商只使用一％的特級橄欖油，混合低價劣質油出售，即使被查獲，係違反食品衛生管理法第二十八條規定，屬標示不實，依同法第四十五條規定得處新台幣四至二十萬元罰鍰。也就是說，繳交區區四萬新台幣罰鍰，最高二十萬就沒事，令人啼笑皆非。難怪，有業界人士表示，以混合油做假，在台灣早就屢見不鮮，大統不是唯一一家。《紐約時報》暢銷書《特級初榨》（*Extra Virginity*）的作者湯姆．穆勒（Tom Mueller），也曾經在書中揭露了義大利某大知名的橄欖油製造商總經理坦承，世界上只有二％的橄欖油符合特級初榨橄欖油的標準，其餘的有些橄欖油是用腐爛的橄欖摻入廉價的大豆油和花生油製成。

二〇二〇年一月，美國植物理事會（American Botanical Council）公布了全球特級初榨橄欖油作假事件層出不窮的三大原因：輕易就能夠獲得巨額暴利、高品質的特級初榨橄欖油太少、各國監管機構篩檢不嚴格也不積極。加州大學戴維斯分校（UCD）的研究人員，也在同一個月份表示，美國市面上的特級初榨橄欖油，有七〇％都是混合其他便宜、低質量類型的劣質油。

事實上，橄欖樹就像希臘古文明一樣古老，具有神奇的自然承受力，幾千年來才能通過霜凍、乾旱的煎熬，它的果實中含有酚類的物質，是一種可以破壞自由基的抗氧化劑，被醫學界認為可以預防包括乳腺炎和攝護腺在內的多種癌症，而它的 ω-3 脂肪酸可以預防老年痴呆症，許多專家認為，地中海地區居民的健康，很大程度上是因為大量食用優質的橄欖油。不過，生產製造橄欖油的地中海地區，有一項隱憂，那就是橄欖果蠅（Bactrocera oleae）的肆虐，橄欖果蠅是地中海地區最危險的橄欖害蟲，對大多數橄欖產區的產量和質量都有重大影響，間接對種植橄欖樹的農民經濟收入造成重大損害。如果不能有效控制，橄欖油的產量可能會下降八〇％。因此，為了避免重大的經濟損失，有些農民就會噴灑化學殺蟲劑和農藥，撲殺橄欖果蠅。如此一來，化學殺蟲劑的殘留物就會散布在橄欖果實和葉子上。

平心而論，橄欖油是好油，富含抗氧化的單元不飽和脂肪酸（MUFA），是心臟健康飲食的主要成分，可降低血清總膽固醇和低密度脂蛋白（LDL），那是壞的膽固醇，又不影響高密度脂蛋白（HDL），也就是好的膽固醇的水平，從而防止動脈硬化。

一般而言，國際上橄欖油分為四個等級，簡單介紹如下：

一、特級初榨橄欖油（Extra-virgin Olive Oil）

最好的是第一次壓榨的特級初榨橄欖油（EVOO），最頂級的橄欖油，質量最高，價格最昂貴的橄欖油。選用新鮮採摘的橄欖果實，由採收、清洗、壓榨整過製作過程必須於「二十四小時」內進行。由於它是在室溫下（不可以高於攝氏二七度）榨取，不經任何加熱處理，因此又稱為「冷壓初榨橄欖油」。歐盟規定，特級初榨橄欖油每一〇〇公克的油酸度（Oleic Acid）必須低於〇．八％，含游離脂肪酸極低，這是與身體健康有關的omega-9 脂肪酸。能保持橄欖的天然果香，味道有橄欖天然的苦味及辛辣味，色澤金黃帶點天然的青綠色，而維生素、酚類等營養價值，大部分也都能夠保存下來。

二、初榨橄欖油（Virgin Olive Oil）

優質的橄欖油，僅次於特級初榨橄欖油，是橄欖油的第二高品質。跟特級初榨橄欖油的生產程序一樣，也是橄欖果實首次冷壓而成，由於油酸度高於〇．八%，被分級為初榨橄欖油，歐盟規定，初榨橄欖油每一〇〇公克的油酸度必須低於二%。初榨橄欖油的味道比特級初榨橄欖油溫和，也保留了豐富的營養價值。

三、純橄欖油（Pure Olive Oil）

很多消費者都誤以為，純橄欖油或一〇〇% Pure Olive 是好的橄欖油，純橄欖油其實是經過加熱及化學處理的精製橄欖油，已失去了橄欖果實的天然香氣、顏色及營養價值。這款橄欖油往往混合約一〇%～一五%的特級初榨橄欖油或初榨橄欖油來提昇香氣、顏色較淺、味道較清淡，沒有什麼營養價值。

四、輕質橄欖油（Extra Light Olive Oil）

輕質橄欖油是由精製橄欖油與極少量特級初榨橄欖油或初榨橄欖油混合而成的，儘管它的名字叫輕質橄欖油，但並不意味著這種油具有更少的卡路里或更低的脂肪含量。

相反的，該標籤指的是油的顏色較淺和中性風味。事實上，這款橄欖油的熱量跟一般橄欖油沒有多大分別。只是因為這款橄欖油所含的精製油成分超過九〇%，已失去了橄欖果實的天然香氣及營養價值，味道十分清淡而取名輕質橄欖油，屬於低質量的橄欖油。帶點淡淡的橄欖色，而不是深綠色。它在貨架上的保存時間更長，並且比其他類型的橄欖油具有更高的發煙點。

儘管所有類型的橄欖油都是單元不飽和脂肪的來源，但是從橄欖的冷壓中提取的一〇〇%特級初榨橄欖油，包含較高含量的抗氧化劑，高濃度的維生素E（α-生育酚）和酚類，因為它的加工較少。優質的特級初榨橄欖油，有助於中和自由基，減少罹患多種疾病的風險，增強我們的免疫系統。歐洲各國，許多老人跟兒童，早餐前都會喝一茶匙的一〇〇%特級初榨橄欖油，因為它會產生暖胃、保健的作用。優質的一〇〇%特級初榨橄欖油，比較適合用來涼拌，中低溫烹煮，不適合高溫油炸，因為它的豐富抗氧化劑，會在高溫烹調中消失，而且發煙點只有攝氏一八〇度。

因此，如果你喜歡橄欖油的風味，你的唯一選擇就是一〇〇%特級初榨橄欖油，因為它的單元不飽和脂肪酸含量高達七五%以上，是最自然的好油。

談完西方的橄欖油，接著來了解一下東方的橄欖油——山茶油。山茶油（Camellia

Oil）在台灣稱為苦茶油，也叫月子油，日本稱為椿油。依據台灣國家標準（CNS），苦茶油必須是完全從山茶屬（Camellia）的大果油茶樹（Camellia oleifera）及小果油茶樹（Camellia Tenuiflora）的茶籽榨出來的油，才能稱為「苦茶油」。其中大果油茶樹是茶農從大陸引進種植，小果油茶樹才是真正台灣本土原生種，學名為「短柱山茶」。不過，無論台灣本土原生種小果油茶或大陸大果油茶，單元不飽和脂肪酸的含量都高達八〇%，多元不飽和脂肪酸約為一〇%。然而，台灣小果油茶茶籽出油率較高，量也比較少，市場價格比較高。每年通常在九月底至十月底期間，大果油茶樹和小果油茶樹的果實（茶籽）成熟，就可以採收果實，一年只有一次的收成。以低溫壓榨所得的苦茶油，色澤依品種或製程而不同，從淺綠，黃綠到金黃。帶有清淡的果香味，不會覺得苦澀。若壓榨之前，先行烘炒則色澤轉為棕黃或棕紅，則帶有苦澀味，但都是純天然高級食用植物油。

清朝著名醫學家趙學敏在其所著的《本草綱目拾遺》一書中記載：「茶油可潤腸、清胃、解毒、殺菌」。《Omega 飲食》一書曾經風靡歐美，該書作者美國波士頓大學醫學博士阿特夢絲．西蒙波露斯（Artemis Simopoulos）認為，目前全世界只有兩種木本植物的食用油，完全符合國際營養標準，那就是苦茶油和地中海地區的橄欖油。因為這兩種油多元不飽和脂肪酸之中的亞麻酸（Omega-3）和亞油酸（omega-6）含量，最接近《OMEGA

飲食》一書所推薦的比例一比四，在這個比例之下，人體各項器官機能，就能維持在幾乎「百毒不侵、百病不生」的絕對健康狀態。

依據美國心臟協會的建議，Omega-3跟omega-6的比例，最好是一比一。然而，國人的飲食習慣嚴重偏差，這兩項脂肪酸的攝取比例，高達一比三〇以上。簡單的說，國人每攝取一公克Omega-3脂肪酸，就會被三十公克甚至更多的Omega-6脂肪酸稀釋，導致老化速度加快，體內器官相繼退化、發炎，血液變濃稠，引發一連串的心血管疾病、糖尿病、肥胖、異位性皮膚炎、關節炎、癌症等等。大多數的植物油Omega-6含量都很高，國人由於飲食習慣的關係，身體內Omega-6的含量也很高，如果能夠多攝取富含Omega-9（單元不飽和脂肪酸）的食物，就可以消除體內的發炎反應。

單元不飽和脂肪酸是衡量食用油健康因子的首要指標，苦茶油的含量約為七九％，這個比例是所有植物油中最高的，橄欖油約為七五％。此外，多元不飽和脂肪酸中，Omega-3跟omega-6的比例，以不超過一比十為宜。而苦茶油Omega-3的含量約為〇．四％，Omega-6的含量約為九％，橄欖油Omega-3的含量約為一％，Omega-6的含量約為一〇％，這兩款食用油，都合乎這個比例。苦茶油還富含鈣、鐵、鋅等微量元素，以及生理活性物質，例如甾醇、生育酚、角鯊烯、山茶苷、茶多酚等，其中的茶多酚和山茶苷，對於降低體內壞的膽固醇，有明顯的效果，這兩種物質是苦茶油所特有的。

優質的苦茶油也和特級冷壓橄欖油一樣，由於產量少，市場需求量高，價錢又昂貴，因此不肖業者經常以魚目混珠的手法欺騙消費者。例如，以茶樹的茶籽混充大果油茶樹及小果油茶樹的茶籽榨油，或者以一到兩成的苦茶油，混合廉價的食用油，然後標示「純苦茶油」出售。更惡劣的黑心廠商卻是撿起已經落地的不新鮮茶果，甚至是發霉的，利用熱壓的方式榨油，掩蓋不新鮮茶果的腐敗味，或是以精製的方式，脫色、脫臭，添加人工抗氧化劑，延長保存期限。令人擔心的是，這樣榨出來的油，往往含有殘留的溶劑、重金屬、黃麴毒素，其中黃麴毒素（aflatoxin）是最強的致癌物質。

台灣的消費者習慣到榨油行購買苦茶油，務必要確認廠商所生產的苦茶油，是否用新鮮的果實去榨油，有沒有良好的冷藏保鮮設備，以及適當的倉庫管理。以免壓榨好的苦茶油，受到溫度、光線、氧氣的影響而衰敗，儲藏越久，苦茶油的酸價及過氧化價越高，油脂當然就劣化了。

近年來，椰子油究竟是好油還是壞油，學者專家一直爭論不休，國內如此，國際上亦是，令消費者一頭霧水，不知該相信誰。椰子油是從椰肉取得，一般的製作方法是將椰子肉經過脫酸、漂白、脫臭等過程，最後形成精製的椰子油。現在較流行的為初榨椰子油（Virgin Coconut oil），跟初榨橄欖油的道理一樣，不經過上述的加工精製過程，因此比一般精製椰子油含有較為豐富的維生素、礦物質以及抗氧化物。消費者基本上都知道椰子油含有約九二％的飽和脂肪酸（台灣食品成分數據庫顯示），這是所有食用油中比例最高的，而這也是雙方爭論不休的關鍵點。

日常的烹調油裡主要分子是三酸甘油脂（Triglycerides），由三個脂肪酸分子和一個甘油分子組合而成，每個脂肪酸則是由一端的反應酸（Reactive Acid）和一條長尾碳鏈所組成，千萬不要以為椰子油的組成都是同一種脂肪酸。簡單的說，油脂是一種由碳鏈構成的有機化合物，碳鏈的長度會影響油脂的性質，一般油脂中的飽和脂肪酸大多為長鏈，而椰子油中六四％是中鏈飽和脂肪酸（medium-chain fatty acids）包括：四七％月桂酸（Lauric Acid, C12）、七％癸酸（Capric Acid, C10）、九％辛酸（Caprylic Acid, C8）、一％已酸（Caproic Acid, C6），三〇％是長鏈飽和脂肪酸（Long-Chain Fatty Acids）包括：一八％肉豆蔻酸（Myristic Acid, C14）、九％棕櫚酸（Palmitic Acid, C16）、三％硬脂酸（Stearic Acid, C18）加上六％長鏈不飽和脂肪酸之中的油酸（Oleic Acid, C18）。椰子油含有的「中鏈飽和脂肪酸」，也被稱為中鏈三酸甘油脂（Medium-Chain Triglycerides），簡稱MCT，和其他植物油中常見的長鏈飽和脂肪酸不同。

大多數植物油是由長鏈飽和脂肪酸（LCT）組成，但LCT很容易變為脂肪儲存在身體中，中鏈飽和脂肪酸（MCT），可以直接進到肝臟氧化代謝，轉化為能量，不會堆積在血管中。事實上，碳原子數為一二的月桂酸（C12），它的結構、吸收及新陳代謝途徑本應被歸類為「長鏈飽和脂肪酸」，但卻陰錯陽差地被歸類為「中鏈飽和脂肪酸」，中鏈飽和脂肪酸主要是指己酸（C6）、辛酸（C8）與癸酸（C10）。何況，月桂酸在小腸中必須經過膽鹽（Bile Salt）、乳糜微粒（Chylomicron）和胰脂解酶（Pancreatic Lipase）的水解，再經由淋巴系統的乳糜管（Lacteal）運送至肝臟，而且月桂酸需要在肝臟中處理很久，攝取過多會在體內形成脂肪堆積。過多的飽和脂肪酸會提高血液中的低密度脂蛋白（壞的膽固醇）濃度，導致高血脂及心血管疾病等。不像中鏈飽和脂肪酸不需乳化，就可直接由肝門靜脈（Portal Vein）吸收，並經血管系統運送到肝臟氧化代謝，轉換成能量。而且，中鏈飽和脂肪酸的三酸甘油酯總碳數為C24-C32，而椰子油三酸甘油酯總碳數是C28-C52，跟奶油的三酸甘油酯總碳數C28-54幾乎一模一樣，喜歡椰子油的消費者不妨捫心自問，椰子油中的月桂酸真的算是中鏈飽和脂肪酸嗎？

美國哥倫比亞大學（Columbia University）營養醫學副教授瑪麗．皮埃爾．聖昂格（Marie-Pierre St-Onge）的研究顯示，攝取一〇〇%的中鏈三酸甘油脂，有助於新陳代謝和減重，等於每天攝取至少一〇大匙的椰子油，但這麼做會引發攝取過量的負面效應。二〇一七年四月，她接受《時代》雜誌訪問時表示：「椰子油僅含有約十三%的中鏈三酸甘油脂，絕非椰子油廠商在推銷廣告中所吹噓的，含有六〇%~七〇%的中鏈三酸甘油酯」。

二〇一八年八月，時任哈佛大學流行病學系教授，現任加州大學洛杉磯分校（UCLA）流行病學系教授兼系主任蜜雪兒絲（Karin Michels），在以「椰子油和其他不正確營養學觀念」為題，發表演說時表示，椰子油對心臟健康構成嚴重威脅，是十足的毒藥。我想這位大名鼎鼎的系主任，用詞雖然非常嚴厲，但是我相信她是苦口婆心，只想以醫學的真理，批判時下的偽科學。

二〇一九年二月十一日，美國食品暨藥物管理局，發函警告製造椰子油的廠商，不得宣稱椰子油有治療或治癒阿茲海默症（失智症）的可能，因為阿茲海默症截至目前為止無藥可治。根據世界衛生組織的估計，全世界有超過四千八百萬人深受失智症之苦，不要再輕易相信網路的謠言或者新聞媒體的報導：「椰子油可治療失智症」。

美國心臟學會指出，心血管疾病（CVD）是全球主要的死亡原因，每年導致將近二千萬人死亡，由於從七個對照的科學實驗中發現，椰子油會增加引起心血管疾病的低密度脂蛋白（壞的膽固醇），因此建議消費者不要食用椰子油，改以不飽和脂肪來代替飽和脂肪，降低低密度脂蛋白，避免罹患心血管疾病。飽和脂肪攝取量非常低的地區，例如：地中海國家，心血管疾病發生率普遍都不高。一般人每天飽和脂肪的攝取量應該低於一〇公克以下，儘可能避免食用椰子油。

曾任美國心臟協會營養委員會主席，現任哈佛大學醫學院心血管疾病預防教授佛蘭克・薩克斯（Frank Sacks）博士曾經說，他不知道為什麼人們認為椰子油是健康的，不過他並不否認椰子油是很好的保濕劑，也可用於護髮。因此，他對椰子油下了這麼一段中肯的評論：「你可以把它用在身體上，但不能把它吃進身體內（You can put it on your body, but don't put it in your body）。」

如果你對椰子油清新的香味難以抗拒，建議你選購經過認證有機初榨椰子油，偶爾滿足一下口腹之慾也無妨，避免購買氫化或者是精煉的椰子油，為了自己和家人的健康，更應該重視立場中立，世界權威機構美國心臟協會、美國食品暨藥物管理局的再三忠告。

葵花油、大豆沙拉油是台灣食用油市場占有率前兩名，許多家庭、餐廳、小吃店、夜市攤販以及食品加工業者，大多使用這兩款植物油。然而，就如同前文所述，台灣市面上販售的植物油，大多是精製植物油，也就是在植物油的原料中，摻入正己烷（n-hexane）

或從石油提取的化合物溶劑來融化原料，然後再以高溫經過脫膠、脫酸、脫色、脫臭的化學處理，萃取出植物的油脂，讓原本混濁、帶有顏色與味道的油脂，最後變得清清如水。然而，在植物油的加工過程中，天然的營養成分包括卵磷脂、植物甾醇、脂肪酸、維生素E、胡蘿蔔素、葉綠素、膳食纖維以及礦物質等，往往改變或流失，天然香氣也消失無蹤。取而代之的是，反式脂肪以及一些氧化物質包括：乙醛、酮、環氧化物、過氧化氫等。

精製植物油通常是為了滿足市場上的大量需求，例如食用油製造商、食品加工業、餐飲業等等，透過精製萃取的油比傳統冷壓壓榨法提取的多很多。然而，精製之前的那些雜質，正是油品寶貴的營養成分，只因為成分比較不穩定容易敗壞，廠商便透過精製的程序，延長保存期限。在所有植物油中，葵花油、大豆沙拉油、玉米油、亞麻籽油、花生油，多元不飽和脂肪酸的含量都很高，其中葵花油的含量高達七五％，亞麻籽油七三％、大豆沙拉油為六二％、玉米油五八％、花生油三三％。多元不飽和脂肪酸由於含有不飽和鍵，穩定性差，在加熱和體內的新陳代謝過程中，容易氧化形成自由基。自由基是一種極不穩定的氧分子，一旦體內的自由基過多時，自由基就會變臉，成為禍害份子，肆意妄為的攻擊正常細胞，破壞細胞核。正常細胞的分裂具有一定的模式，一旦細胞核受損，細胞將失去記憶，脫離正常細胞分裂的模式，癌症便有機可乘。因此，食用時需限量，切忌高溫油炸，只適合中低溫燉煮和炒菜。每一種油的耐受溫度不一樣，未精製的葵花油在攝氏一〇七度就開始冒煙變質了，如果拿來炒菜甚至炸排骨，會產生許多毒素，油只要經過高溫氧化之後，就會產生自由基與致癌物。

英國德蒙福特大學（De Montford University）生物分析化學和化學病理學教授馬丁．葛魯特維德（Martin Grootveld），接受《每日電訊報》採訪時說：「當我們將植物油高溫加熱時，將發生危險的化學反應，這些化學反應會改變油脂的分子結構，產生可能對我們的健康有害的新化合物。」葛魯特維德教授表示，尤其是多元不飽和脂肪酸含量很高的食用油（超過二〇%），一旦使用高溫煎、炸食物，便會產生大量的有毒醛類（aldehydes）化合物（有毒的醛是油中脂肪酸降解的結果）。這一類化學物質與引發癌症、心臟病和老年痴呆症在內的疾病有關。此外，英國倫敦克羅伊登大學（Croydon University）附設醫院心臟病專科醫師艾希姆．馬洛特拉（Aseem Malhotra）接受《每日郵報》的訪問也表示，植物油固然健康，但如果使用不當，高溫烹調（超過一八〇℃），就會產生對人體有害的醛類化合物丙烯醛（Acrolein），反而對健康更加不利。

新的研究發現，葵花油、大豆沙拉油、玉米油、亞麻籽油、花生油一旦使用高溫煎、炸食物，產生醛類化合物的濃度比世界衛生組織公布的高出好幾倍。相形比較之下，富含飽和脂肪酸或單元不飽和脂肪酸（如奶油或橄欖油）的油脂，所產生的醛和其他潛在對健康有害的化合物濃度要低得多。

人類的大腦重量大約一三二五公克。主要由水、蛋白質、脂肪組成，大腦是全身各器官中含脂肪量最多的，腦中的脂肪至少占到六〇%，其中包括Omega-3脂肪酸和Omega-6脂肪酸。英國牛津大學醫學院研究發現，葵花油、大豆沙拉油、玉米油、亞麻籽油、花生油攝取太多，大腦中的Omega-3脂肪酸和Omega-6脂肪酸比例將嚴重失衡，可能會導致失智症。醫學界早已研究證實，Omega-6脂肪酸與Omega-3脂肪酸的攝取比例應維持三：一，否則Omega-6攝取太多，會造成腦細胞發炎以及各器官慢性發炎；而葵花油、大豆沙拉油、玉米油、亞麻籽油、花生油，含有大量的Omega-6脂肪酸，必須減少攝取。

上述這些植物油在精製的過程中，可能含有危害人體健康的化學溶劑，再經過重複高溫加熱，便會快速氧化，產生反式脂肪酸和毒害腦神經細胞的神經毒素4-羥基壬烯醛。一旦買回家中高溫炒菜、油炸，神經毒素再度釋出，加熱越久，神經毒素越多。美國愛因斯坦醫學院（Albert Einstein College of Medicine）外科教授，全美首席胃腸科醫師新谷弘實認為，油是世界上最容易氧化的食物，不適合長期保存，以化學溶劑抽取法煉製的植物油，看似不易腐敗，卻使消費者的健康付出慘痛的代價。

二〇一八年十一月十九日，美國食品暨藥物管理局（FDA）宣布，所有含單元不飽和脂肪酸（Omega-9）七〇%以上的食用油（高油酸油），可以在油品的瓶身上標明「每天食用兩湯匙（約二三公克），有可能降低罹患冠心病的風險。」FDA還規定，標示的時候必須說明，唯有食用富含單元不飽和脂肪酸（被稱為血管清道夫）的食用油，替代富含飽和脂肪酸的脂肪或是食用油，才能達到保健的效果。近年來，科學家開發了高油酸葵花油（High Oleic Sunflower Oil）和其他高油酸油類，它們被培育成單元不飽和脂肪酸含量高，多元不飽和脂肪酸含量低，用於需要穩定貯存的食品中。市面上符合FDA這項標準的油，包括高油酸葵花油、高油酸紅花油、高油酸低芥酸菜籽油、高油酸大豆油、橄欖油、苦茶油、酪梨油等等。

高油酸葵花油通常被定義為具有至少八一%的單元不飽和脂肪酸（油酸），比普通葵花油高六五%；亞油酸（Omega-6）含量為一一%，比普通葵花油低六二%。飽和脂肪含量低於三%，和市面上所有的食用油相比，高油酸葵花油飽和脂肪的含量最低，也是首款經FDA批准，在美國的食品標籤上可以標示不含飽和脂肪的食用油。單元不飽和脂肪的攝入量增加，可能會增加高密度脂蛋白（HDL）——好膽固醇，而不會增加低密度脂蛋白（LDL）——壞膽固醇。可惜，目前市面上的高油酸葵花油和其他高油酸油，也是精煉的植物油，在選用之前，必須先衡量一下利害得失。

根據美國農業部（USDA）統計，芥花油（Canola oil）是全球第三大食用油，僅次於棕櫚油與大豆油。最主要的芥花油生產國是加拿大、中國、印度及澳洲，澳洲仍然保有加拿大最初自然育種的芥花，並持續種出天然的芥花品種，這是因為澳洲政府嚴格禁止基因改造技術運用在食品類，如今已是全球第四大芥花生產國。而目前全世界最大的生產國為加拿大，也是第一個藉由天然雜交育種方式，培育出芥花的國家。一九九五年加拿大政府，為了因應全球快速上升的需求，正式准許基因改造技術應用在芥花上。近幾年為了控制雜草，減少除草劑的使用，利用基因改造技術，培育出新的芥花，提高芥花對於除草劑與除蟲劑的耐受性，因此生產力大幅度的提升。目前加拿大有超過九五％的芥花產量為基因改造品種，芥花油的提煉方式和黃豆、紅花、葵花和芝麻等並無不同。天然純淨的芥花油脂肪酸成分主要是九三％不飽和脂肪酸的Omega-9、Omega-6和Omega-3。其餘七％則包括飽和脂肪酸的硬脂酸和棕櫚酸，目前所食用的芥花油中幾乎已經沒有芥酸的成分了。

芥花油目前在加拿大的市占率高達六五％、日本四八％、澳洲三八％，市占率皆排名第一。芥花油冒煙點接近二〇〇℃，高油酸芥花油冒煙點二四〇℃，穩定度高，不易氧化，油煙甚少，適合所有的烹飪方式。同時芥花油的氣味清淡，油耗味鮮少，食材容易保留原味，不易有油膩感。最難得的是，芥花油具有天然的脂肪酸黃金比例二：一，這是所有植物油中首屈一指的，也是最符合美國心臟協會的標準（一：一）。其他的植物油所含的Omega-6跟Omega-3比例，大都在一〇：一以上，有的甚至高達六〇：一。台灣市面上的芥花油大部分都是基因改造進口的，想找到非基因改造、非精製的芥花油還真不容易。二〇〇六年十月，美國食品暨藥物管理局批准芥花油業者可以在產品標籤上註明「有助於減少罹患心臟疾病的風險」，美國心臟學會於二〇一五年推薦消費者可用芥花油作為家庭烹調用油，這也是芥花油越來越被國際重視的主因。

酪梨（Avocado）是金氏世界紀錄所記載最營養的水果，也是唯一含單元不飽和脂肪酸的水果，有「森林奶油」之稱，是留住青春的好食物。以前非洲的貧富差距很大，有錢人吃奶油，窮人吃酪梨，因此酪梨又被稱為「窮人的奶油」。酪梨原產於中美洲熱帶地區，「avocado」為西班牙文「aguacate」一詞演化而來。據說早在史前時期，酪梨就已存在，當南美原住民阿茲特克人在大約八千年前發現酪梨時，將其命名為āhuacatl（西班牙文），意為「睪丸」，並且開始採收食用，之後阿茲特克人陸續開始栽種酪梨。由於酪梨果實極為乾燥時，表面所產生的皺摺狀似男人的陰囊，也或許是因為酪梨的形狀跟成雙結果的特性，以致阿茲特克人認為食用酪梨有壯陽的功效。十五世紀，酪梨才被西班牙人發現，並將「ahuacatl」一詞修改為「aguacate」，隨即帶到歐洲，並且迅速在歐洲流行。目前酪梨已被移植到熱帶、亞熱帶地區，甚至地中海地區。墨西哥是全世界最大的酪梨生產國，因此長期以來酪梨的原產地一直被定位在墨西哥南部地區。酪梨在十九世紀初被引入美國，原來屬於墨西哥領土的美國加利福尼亞州至今仍然普遍種植酪梨。

連續十五年（二〇〇二年至二〇一六年）蟬聯收入最高模特兒第一名，締造了模特兒界難以超越的紀錄，並擁有「世界第一名模」封號的巴西超模吉賽爾．邦辰（Gisele Bundchen）說，酪梨是她這輩子吃過最美味的東西。超級名模澳洲完美女神米蘭達．可兒（Miranda Kerr）也起而效仿，將酪梨當早餐吃，維持性感的體態。近年來美國流行歌手也是好萊塢明星麥莉．賽勒斯（Miley Ray Cyrus），不斷的大力宣傳酪梨含有高達七〇％以上的單元不飽和脂肪酸，減肥的效果出奇好，她的手臂上甚至還有酪梨的刺青，酪梨因而大受美國人的歡迎。美國人稱酪梨為「綠色黃金」，二〇二〇年二月美式足球超級盃決賽之前，美國人大約購買了一五〇〇萬磅的酪梨，一邊吃一邊觀賞球賽，因此超級盃決賽當天又被稱為酪梨日，可見酪梨在美國受歡迎的程度，《時代》雜誌也把酪梨列為全球十大超級食物之一。

美國佛羅里達州邁阿密種植一種巨大的長頸酪梨（Pura Vida，西班牙文的意思是純淨的生活），每個長頸酪梨長度約九一公分，重量約一三六〇公克。台灣在一九二〇年左右（日據時代），開始引進種植，卻在光復時幾乎被砍伐殆盡。民國四十三年左右，農復會從美國加州引入十二種品種，種植於農業試驗所嘉義分所，為台灣的酪梨產業奠定了基礎。台灣的酪梨產期為七月至隔年二月，九月為盛產期，台南大內區是全台最大的酪梨產地。酪梨在近幾年倍受推崇，原因在於其擁有最獨特的營養素：優質的好脂肪，主要是單元不飽和脂肪酸。一般的水果每一〇〇公克僅含〇・一～〇・二公克脂肪，小小一顆酪梨的脂肪量卻高達五～八公克。

酪梨是維生素C、E、K和B6以及核黃素、菸鹼酸、葉酸、鎂、鉀和膳食纖維的重要來源。美國《時代》雜誌報導，酪梨是營養成分相當高的「超級食物」，含有豐富的單元不飽和脂肪酸（Omega-9）、Omega-6、類胡蘿蔔素、礦物質和去石寧錠（Destone）這種可以對抗結石的成分。此外，酪梨也含有相當豐富的天然植物醇，稱為β－谷固醇（beta-sitosterol）。經常食用β－谷固醇，可以有效降低體內的膽固醇。酪梨還含有葉黃素和玉米黃素，這兩種物質可以抗氧化，並減輕紫外線對視網膜的傷害。最難得的是，它含有谷胱甘肽（Glutathione），谷胱甘肽是人體內非常重要的抗氧化物質，常被稱為「抗氧化之母」。

二〇一九年十二月，美國賓夕法尼亞州立大學營養學傑出教授彭妮・克莉絲・埃瑟頓（Penny Kris-Etherton）博士發表在《營養學雜誌》（*The Journal of Nutrition*）上的一篇研究顯示：「每天吃一個酪梨有助於降低氧化的LDL膽固醇水平，氧化的LDL膽固醇會造成危險的動脈斑塊，也被認為與癌症和心臟病有關。」酪梨尚能預防代謝症候群（metabolic syndrome），也就是肥胖、高血糖、高血壓、高血脂等三高危險因子集中在一身的症狀，一旦診斷確定，罹患第二型糖尿病和心血管疾病的風險，將提高好幾倍。酪梨的果肉曾被用於滋潤毛髮，促進毛髮生長，治療皮膚創傷，美國的原住民印地安人也會使用酪梨治療痢疾及腹瀉。

世界上酪梨油的主要生產國是紐西蘭、墨西哥、美國、南非和智利，酪梨油對食品界來說，是一種非常新穎的油，出現在消費市場只有十多年的時間，原本一直沒沒無聞，直到最近這一兩年才風行全球。真正最佳品質的酪梨油是未精製和未過濾，不會使用高溫熱壓、化學藥品或任何其他過濾機制，來更改或去除油中的天然蠟、顏色或調味劑，不含防腐劑，提煉劑或添加劑。只使用自然成熟的酪梨，以手工對每批酪梨進行分類，選擇優質的，先經過清洗，再直接去除酪梨的外皮、果核，然後將酪梨果肉在攝氏三五度進行冷壓，這是植物油冷壓的最低溫度。冷壓的油可以保留更多的營養成分，而且它的味道會非常濃郁，二十顆標準重量（四〇〇公克）的酪梨果肉，才能壓出二五〇毫升的純正酪梨油，呈現令人感覺舒服的自然翠綠色，帶有濃郁的乳香，生產成本高。單元不飽和脂肪酸的含量大約七三%，多元不飽和脂肪酸約一三%，飽和脂肪則是一四%，與特級初榨橄欖油不相上下。

然而，精製的酪梨油往往是將酪梨的果肉，加入化學物質以高溫的方式熱壓，增加出油量，並且加以過濾、除味去膠質。例如，添加人工抗氧化劑（延長保存期限），添加維生素和礦物質（補充製油過程中流失的營養素），去除有機溶劑（製油時加入乙烷、礦油精等有機溶劑以增加出油量，但最終仍需加以去除），導致酪梨油原有的許多有益健康的營養分喪失殆盡。而且，油已氧化變質，失去原始的自然風味。精製過的酪梨油為淡黃色，氣味較弱。

目前市面上幾乎看不到天然、未精製的冷壓酪梨油，市場上看到的大部分酪梨油，即使標榜一〇〇%純度初榨冷壓，也多是精製的（Refined），千萬別上當，有些廠商則是利用化學調色劑仿冒冷壓酪梨油的自然翠綠色，欺騙消費者。美國有一款標榜加州聖地牙哥莊園種植、生產、製造的有機、非基因改造、非精製、純天然冷壓酪梨油，在亞馬遜網站上的售價是，玻璃瓶裝二五〇毫升美金二五元，台灣也可以買到，只是售價並不便宜，小小一瓶就要台幣將近一五〇〇元。不過，說真的這款酪梨油，品質真的無話可說，值得推薦，但要提醒消費者，不要拿去油炸食物，雖然說它的冒煙點是所有植物油中最高的，攝氏二三二度，但是也不能暴殄天物，不是嗎？

根據《營養學雜誌》的一項研究，三餐中添加酪梨油可以促進食物中類胡蘿蔔素的吸收。類胡蘿蔔素是促進人體健康的抗氧化劑，可溶於脂肪。酪梨油對皮膚無刺激性，許多化妝品中也常見到酪梨油這種成分。酪梨油富含維生素A、D及E，這些成分能幫助維持肌膚健康，酪梨油已經廣泛地被用於治療及紓緩肌膚問題。由於酪梨的果肉及油脂含有大量的碳氫化合物（Hydrocarbon），因此對於乾燥的肌膚很有幫助。

據分析，酪梨油含有大量維生素E、植物固醇（Sterols）、金縷梅（Hamamelis）及卵磷脂等有效成分，可以幫助皮膚增加抵抗力，更具有較好的潤滑性，滲透力比綿羊油強，對皮膚炎症、粉刺有一定的療效。即使是肌膚最敏感的部位，如眼睛四周和頸部，都能有良好的滋潤功效。由於酪梨油能充分滲透上層肌膚，因此非常適合乾性肌膚或過敏性肌膚者。它能給予肌膚充分的滋潤，讓肌膚保溼，摸得到水嫩和彈性的好質感。適用於乾燥缺水，曝曬陽光受損的肌膚，還可有效解決濕疹、皮膚疹及肌膚老化等問題。而且，深層清潔效果良好，對新陳代謝、淡化黑斑、消除皺紋均有很好的效果。此外，酪梨油含有豐富的單元不飽和脂肪酸，具有降低膽固醇、疏通阻塞的血管及預防心臟疾病與高血壓的功效。

在沙拉中添加酪梨油可顯著提高α－胡蘿蔔素、β－胡蘿蔔素和葉黃素的吸收，類胡蘿蔔素是抗氧化劑，被認為可以降低眼疾和某些癌症的風險。發表在《美國醫學會雜誌》（JAMA）上的一項研究發現，用蛋白質或單元不飽和脂肪酸替代碳水化合物，可以進一步降低血壓，改善血脂水平並降低心血管疾病的風險。

烹調食物除了要清楚知道什麼樣的油，對身體健康真正有幫助之外，也必須稍微了解一下食用油的冒煙點（Smoke Point），以免優質的好油一霎那之間氧化成劣質油，危害自己以及家人的身體健康，造成一輩子的遺憾。不同的食用油，冒煙點也不同，有高有低，一旦加熱到這個溫度，不管你買的食用油是哪一種，油中的脂肪酸與甘油會游離出來，開始變質，產生丙烯醛（Acrolein），若吸入丙烯醛會造成鼻子、喉嚨的疼痛以及肺部的傷害。千萬要小心謹慎，以免危害自身的健康。油的溫度越高，丙烯醛產生的速率也越高。

根據流行病學研究顯示，肺腺癌與廚房的油煙相關性相當密切，做菜煎、炒、炸之所以會產生油煙，是因為烹調時油中的「三酸甘油酯」高溫加熱，產生化學反應，也就是氧化，導致食用油中游離脂肪酸被氧化降解的短鏈物質揮發出來，這就是做菜煎、炒、炸的時候，廚房煙霧繚繞的原因。油煙多寡主要與油脂飽和度有關，含飽和脂肪酸的油品，像豬油、牛油比植物油安定，化學性質越安定，越不易起油煙，因此適合高溫炒炸。

食用油的主要成分為三酸甘油酯，約占食用油的九九%以上，三酸甘油酯是由甘油（約一〇%）和脂肪酸（約九〇%）組成的。脂肪酸可分成飽和脂肪酸、單元不飽和脂肪酸、多元不飽和脂肪酸等，油脂所含的脂肪酸成分與比例不同，對人體的影響也不同。每種油各有優缺點，雖然不飽和脂肪酸有益健康，但可別忽略了油脂越不飽和、越不穩定的特性。不飽和脂肪酸有許多不穩定的雙鍵碳原子，一經高溫煎、炒、炸，或接觸氧氣、曝曬紫外線，就容易產生自由基，反而變得不安全。而飽和脂肪酸的碳原子，彼此緊密結合，比較不容易產生自由基，如果是高溫烹調，反而比不飽和脂肪酸安全。但飽和脂肪酸會導致血脂過高，引發心血管病變，所以飽和脂肪酸雖穩定，卻不符合健康原則。因此，不建議長期以含飽和脂肪酸的油品做為主要食用油，家中最好能同時準備富含不飽和脂肪酸及富含飽和脂肪酸兩種油類。

植物油雖富含不飽和脂肪酸，對人體較健康；但缺點是容易氧化、不耐長時間高溫烹調，有些廠商為了提高植物油的穩定度及可塑性，就將液態植物油以氫化方式加工處理，使其轉變為半固態形式，即為「氫化油」。脂肪酸結構就會從原本的「順式」變「反式」，所謂「順式」脂肪酸是雙鍵兩旁的氫原子位在碳鍵的同一邊；而「反式」脂肪酸則是雙鍵兩旁的氫原子位在碳鍵的兩側。「反式脂肪酸」會增加體內壞膽固醇（LDL），並降低好膽固醇（HDL）的水平，增加心血管疾病的風險。

生活中常見含有「反式脂肪酸」的食物，包含人造奶油、起酥油及氫化的植物油等；由於氫化的油脂較安定，所以廣泛運用在炸雞、鹽酥雞、漢堡、薯條、披薩、熱狗、冰淇淋、布丁、冷凍食品、甜甜圈、奶油蛋糕、餅乾、洋芋片、糕點、麵包、爆米花等零食和甜點上。國人早餐常吃的燒餅、油條、飯糰、酥餅、炸蛋蔥油餅、炸薯條、炸雞，反式脂肪酸含量通常都很高，雖然吃起來美味可口，但為了健康著想，還是少吃為妙！

近年，國際間在含植物油的抹醬、餅乾、巧克力等食品中驗出「縮水甘油」（Glycidol，是人體可能致癌物），引發各國關注。義大利知名巧克力抹醬爆發含縮水甘油疑慮，日本食用油業者也在一款食用油中發現縮水甘油含量，比一般植物油高出十八倍，緊急回收所有產品；香港近期檢驗市售人造奶油、抹醬、蛋捲、餅乾等以植物油製作的食品時，也發現縮水甘油蹤跡，顯示國際間逐漸重視此致癌物。

歐洲食品安全局（EFSA）二〇一八年五月公告，各類經高溫處理的植物油加工食品經動物實驗發現，可能含有具致癌性的物質「縮水甘油脂肪酸酯」（glycidyl fatty acid esters），該物質具基因及致癌性也被國際癌症研究中心列為「可能為人類致癌物」，更針對植物油中縮水甘油訂定一〇〇〇微克／千克的限量標準。縮水甘油脂肪酸酯主要是植物油經過高溫（溫度超過攝氏二〇〇度）、脫臭、脫酸、脫色的過程中產生的有害物質，且致癌性為2A級，以棕櫚油含量較高，食用後雖然不會造成立即危害，但長期下來仍會增加致癌風險。想避免吃進過多縮水甘油，必須終止或者減少選用精製油，改用初榨、未經精製的油，但這類油通常又不適合高溫烹調，只能涼拌或低溫拌炒。

縮水甘油目前已被世界衛生組織（WHO）國際癌症研究機構列為2A級致癌物，也就是經動物實驗確定會使動物致癌，但是否會使人體致癌則尚未確定，過去衛福部食品藥物管理署也曾指出，食用縮水甘油不會造成立即危害，但長期還是可能增加致癌風險。目前僅歐盟有規範，台灣預定今年上半年上路。

美國食品暨藥物管理局（FDA）一再呼籲：以富含單元不飽和脂肪酸（Omega-9）的食物，代替含有飽和脂肪酸的食物，可降低人體的血清總膽固醇（TC）、低密度脂蛋白膽固醇（LDL）的水平，而這兩種物質都會增加罹患冠心病的機率。而且，現代醫學也普遍認為，單元不飽和脂肪酸有助於降低低密度脂蛋白膽固醇，提高高密度脂蛋白膽固醇（HDL），達到抗氧化、保護血管、降低罹患動脈硬化、心血管疾病及中風機率的效果。當我們吃下含有飽和脂肪的食物時，飽和脂肪會先在小腸分解成脂肪酸和甘油，然後被小腸的上皮細胞吸收，接著和膽固醇、蛋白質混合在一起，成為低密度脂蛋白進入血液中。我們吃的飽和脂肪越多，人體血液中的低密度脂蛋白含量就越高，容易附著在血管的內壁上，導致血管硬化變窄，最後造成血管阻塞，危害身體健康；相反的，吃下富含單元不飽和脂肪酸的食物，包括可溶性纖維，例如全穀類、蔬菜、水果，就可增加血液中高密度脂蛋白的含量，降低低密度脂蛋白的量，達到疏通血管的效果。

全球許多權威機構以及無數的科學家，不斷地告誡我們，避免高溫烹調食物，以免毒害健康。美國哈佛大學醫學院癌症研究所研究證實，高溫燒烤會產生多環胺類（heterocyclic amines，簡稱 HCA 或 HCAs），也有人稱之為雜環胺。多環胺類與多種癌症，例如乳腺癌、結腸癌、胃癌和攝護腺癌有關。肉類以及其他來源的蛋白質，例如牛奶、雞蛋、豆腐、肝臟，在油炸，煎和燒烤過程中，高溫產生的 HCAs 量最大。食物經煮、烤、煎，溫度越高多環胺類產生量越多；反之，溫度越低產生多環胺類量越少。

在這一波全球掀起的長壽革命風潮中，我們是否該靜下心來，慎思一個嚴肅的問題，追求健康長壽，為什麼要高溫烹調食物，新鮮的食材又何需高溫烹調。事實上，高溫烹調食物是一項很不健康的飲食習慣，歐洲食品安全局二〇一八年四月，就已經開始禁止歐盟各會員國的餐飲業、速食業、烘培業過分油炸食物（油的溫度不能超過攝氏一六〇度），以減少潛在的致癌物質丙烯醯胺（Acrylamide）釋出。一味強調食用油的發煙點有多高，對於健康飲食而言，毫無意義。因為，不管你用的是發煙點攝氏一六〇度的特級初榨橄欖油、二二〇度的特級初榨苦茶油、甚至二三二度的特級初榨酪梨油，一旦高溫烹調上述這些優質的好油，一霎那之間就會被氧化產生自由基，變成有毒的劣質油，難怪有越來越多一輩子不抽菸、不喝酒、每天運動的家庭主婦會得到肺腺癌。

此外，大部分的植物油都含有反式脂肪，如果拿這些油去高溫烹煮，反式脂肪就很容易被釋放出來，即使是苦茶油、橄欖油也不例外，尤其是葡萄籽油，每一〇〇公克就含有二〇〇〇毫克的反式脂肪，是植物油中含量最高的。地中海飲食之所以舉世推崇，其中最大的關鍵點是，採取自然飲食的觀念，盡量保持食物的原味，鮮少高溫烹調食物。歐美的家庭廚房都不裝設排煙管，因為低溫烹調下不會油煙四起，下廚做菜往往是一種生活上的享受！

各種烹調油飽和脂肪和不飽和脂肪的百分比

烹調油種類	飽和脂肪（Saturated Fat）	單元不飽和脂肪（Mono-unsaturated Fat）	多元不飽和脂肪（Polyunsaturated Fat）	
		Omega-9	Omega-6	Omega-3
橄欖油（ Olive Oil）	14	75	10	1
苦茶油（Camellia Oil）	11	79	9	0.4
酪梨油（Avocado Oil）	12	74	13	1
高油酸葵花油（High Oleic Sunflower Oil）	3-10	至少 81	9.6	0.1
高油酸紅花油（High Oleic Safflower Oil）	8.5	75	16	0.5
芥花油（Canola oil）	10.5	50.5	31.7	7.3
大豆油（Soybean Oil]	15	22	55	8
花生油（Peanut Oil）	18	49	33	0
玉米油（Corn Oil）	13	29	57	1
亞麻籽油（Flaxseed oil, Linseed oil）	10	17	13	60
椰子油（ Coconut Oil）	92	6	2	0
棕櫚油（Palm oil）	53	37	10	0
豬油（Lard）	42	47	10	1

天天吃毒藥卻渾然不知

台灣的食安問題近十年來一直層出不窮，有廠商使用過期已三、四年的化學色素，製作雞蛋布丁粉（製作豆花）、竄改逾期的肉品、食品標籤、保存期限，甚至將已過期的冷凍海鮮食品，例如鯛魚、鰻魚、鱸魚、草蝦、干貝、魚翅、鮑魚供應五星級飯店，讓消費者提心吊膽，深怕一個不小心吃下肚，釀出病來。你知道嗎，市面上的醬油很多都是以化學原料製作出來的，然後吹噓完全是百分之百純釀造醬油，欺騙消費者，牟取暴利。我不禁要問，莫非「利」字當頭，良心、道德皆可抛！

二〇一九年七月底，台灣 TVBS 針對台灣夜市所使用的醬油進行追查，結果發現夜市小吃攤販常用的五公升裝醬油，進貨價比礦泉水還便宜，只要九十元，循線追查夜市小吃採購的五公升裝醬油製作來源，竟隱身在狹小的民宅之內，只要一鍋水加上色素、食鹽、糖、調味劑，一、兩個小時就可以做出一大桶一大桶的化學醬油。恐怖的是，這些化學醬油可能含有被世界衛生組織認定為2B致癌物的4－甲基咪唑。當電視台記者去採訪行政院食安辦公室主任，想了解政府如何把關食安問題時，得到的答覆是，「我們吃這種化學醬油已經吃了二十、三十年了」。言下之意究竟是表示無奈，還是主管機關被質疑時一貫的說詞：「化學添加物都是合法的」。更進一步說，即使是目前合法的非純釀醬油製造廠，都能夠將非純釀醬油含有的致癌物「3－單氯丙二醇」，控制在台灣的法定標準〇．四ppm內，何況現在的科技已經可以讓「3－單氯丙二醇」達到零檢出。難道這些現況，主管機關的官員都毫無所悉嗎？

二〇一八年七月一日起，衛福部禁止食用油廠商生產不完全氫化油、禁用反式脂肪，於是一些知名的食品大廠隨即採取應對的方式，紛紛以交酯化（interesterification）技術取代氫化製油技術，或者是以多種熔點不同的油脂混合，再經過冷凍捏合技術製成食品。但我不知道多久之後，所謂的交酯化技術、冷凍捏合技術，是否又會突然被化學專家發現，含有有害人體健康的毒素。隨著禁用反式脂肪與不完全氫化油成為國際趨勢的同時，取代不完全氫化油的棕櫚油產量逐漸攀升，超過黃豆油，成為世界第一，全球的市占率也是第一。

近年來，台灣進口的棕櫚油產品持續增加，主要的進口國是馬來西亞和印尼，進口最大宗的是精製棕櫚油（palm oil）。棕櫚油很少出現在台灣的消費者面前，因為它不是國人習慣的烹調用油。但是，消費者如果小心閱讀食品標示，就不難發現在炸雞、薯條、漢堡、夜市小吃的油炸類、各式餅乾、泡麵、冰淇淋、巧克力、冷凍食品、麵包、蛋糕、牛肉乾、豬肉乾、肉脯、肉鬆、魚鬆等等加工食品中，棕櫚油是最常被使用的油脂，因為它的價格低廉。而且，它往往不以「棕櫚油」標示，而是以「植物性油脂」代替，因此消費者總是在毫不知情的情況下，每天吃下大量的棕櫚油，很快就會吃出令人煩惱不安的肥胖症和高血脂症。

此外，為了使加工食品能夠避免變質腐敗，延長保存期限，不被氧化，不肖廠商往往會加入一些人工合成的抗氧化劑，例如TBHQ（特丁基對苯二酚）、BHA（丁基羥基茴香醚）、BHT（二丁基羥基甲苯），如果你經常吃上述的加工食品，就很容易吃下這些致癌物質。由於棕櫚油的半固態特性（穩定性高、耐高溫），它在食品業的重要性，與日俱增。然而，前文曾經提到過，棕櫚油在攝氏二〇〇度的高溫精製提煉過程中，會產生一種致癌物質，叫做「縮水甘油脂肪酸酯」，目前已被世界衛生組織（WHO）國際癌症研究機構列為2A級致癌物，偏偏台灣進口最大宗的是精製棕櫚油（palm oil），致癌風險更高。可怕的是，國人完全是在渾然不知的情況下，每天將含有棕櫚油的食品一一吃下肚。

值得注意的是，印尼和馬來西亞這兩個全世界棕櫚油最大的生產國，國民的平均壽命都不高，根據馬來西亞統計局二〇一九年公布的資料，馬來西亞人的平均壽命是七十四歲，世界最大棕櫚油生產國印尼，二〇一九年國民的平均壽命是七十一歲，而台灣國民的平均壽命為八〇．七歲。

前文曾經提到，二〇一八年七月起台灣已經全面禁用反式脂肪，食藥署提醒民眾，業者可能改用完全氫化的植物油調配替代反式脂肪，如此一來卻又造成飽和脂肪攝取過量的問題。反式脂肪含量在〇．三％以下才可標示為「零」，違者最可處新台幣三萬至三〇〇萬元罰鍰等。事實上，反式脂肪是禁止不了的，很難杜絕它的存在，所謂道高一尺，魔高一丈，廠商的花招可多了，台灣從北到南，滿街都是。在日常生活當中，想要完全避免反式脂肪的攝入，根本是不可能的，除了高溫烹調、烘培下的植物油會釋出反式脂肪之外，長久以來市面上大部分的食品都添加了人造反式脂肪。例如，糕點類、油炸食品、冷凍食品、糖果、飲料、奶茶、冰淇淋、醬料等等，多不勝數。如果你在食品成分標籤上，看到如下字眼，就要注意了，很有可能含有反式脂肪，精製（精煉）植物油（Refined vegetable oils）、氫化植物油（Hydrogenated vegetable oils）、不完全氫化油（Partially hydrogenated oils）、人造（植物）奶油（Margarine）、酥油（Shortening）、植脂末（奶精，Creamer）代可可脂（Cocoa Butter Replacer）。時下大部分的餅乾、零食和一些加工食品，都含有反式脂肪，最常見的油條、泡麵便是，不要輕忽反式脂肪對健康的危害，它會增加肥胖、心臟病、糖尿病、高血壓等慢性疾病的風險。

因為新冠狀病毒（COVID-19）而為世人所熟知的衣索比亞籍世界衛生組織祕書長譚賽德（Tedros Adhanom Ghebreyesus）博士二〇一八年五月十四日，發表聲明強調，「二〇二三年之前，全球範圍內，食品禁止添加反式脂肪！世界衛生組織（WHO）將與世界各國以行動來消除食品中的反式脂肪酸，並對抗全球心血管疾病，全世界每年大約有一百萬人，因為吃了太多的反式脂肪而死亡。」美國食品暨藥物管理局（FDA），二〇一八年六月起已經全面禁用反式脂肪，台灣也跟進二〇一八年七月起，全面禁用反式脂肪。美國疾病管制局（CDC）前主任，現為『Resolve to Save Lives 基金會』總裁兼首席執行長的湯姆．弗里登博士（Tom Frieden）表示：「反式脂肪是一種有毒的化學物質，可能會導致世界各地的人們繼續受到傷害。為什麼我們的孩子，會從食物中吃進這種不安全的成分？」我們的目標是，「從心血管疾病中拯救一億的人口，並且預防諸如新冠狀病毒之類的流行病。」Resolve to Save Lives 基金會，是由彭博慈善基金會（Bloomberg

Philanthropies），比爾和梅琳達・蓋茨基金會（Bill & Melinda Gates Foundation）、蓋茨慈善基金會（Gates Philanthropy Partners）以及陳・祖克柏（Facebook 創辦人）基金會（Chan Zuckerberg Initiative）資助（大約三億美元），主旨在推廣全球非營利性健康計畫。

世界衛生組織全球非傳染性疾病大使，也是連續三屆擔任紐約市市長的彭博（Michael R. Bloomberg）說：「禁用反式脂肪已減少紐約市民心臟病發作的次數，若推行全球將可以挽救全球數百萬人的生命。」國際食品飲料聯盟（IFBA）也表示，支持世界衛生組織跟非政府組織「Resolve to Save Lives 基金會」的呼籲，在二〇二三年之前從全球食品當中消除反式脂肪。國際食品飲料聯盟是由十二家跨國食品大廠組成，包括可口可樂、家樂式、麥當勞、雀巢、百事可樂等等。

事實上，反式脂肪已經存在一個世紀了，一八九七年法國化學家保羅・薩巴蒂爾（Paul Sabatier）研究有機化合物的催化反應時，發現了金屬鎳粉具有很高的加氫催化活性，就以金屬鎳粉為催化劑，發明了「催化加氫」的技術，因而獲得一九一二年諾貝爾化學獎。一九〇一年德國化學家諾曼（Wilhelm Normann），受到保羅・薩巴蒂爾這項發明的啟示，研發出食用油的氫化處理，把廉價的液態植物油轉變成酥油和人造奶油（margarine），只是這樣一來，便產生反式脂肪這種副產物，危害身體健康，這項食用油的氫化處理技術於一九〇二年取得專利。

一九〇九年位於美國俄亥俄州辛辛那堤的寶鹼公司（Procter & Gamble，簡稱P&G），取得此專利的美國使用權，並於一九一一年年開始推廣人類歷史上，第一個完全由氫化植物油製造的半固態起酥油產品Crisco，此產品中含有大量的不完全氫化棉花籽油。沒想到一推出即造成暢銷，第一年的銷售量就高達近三百萬磅，五年後銷售數字更是一飛沖天，高達約七千萬磅，令其他食品大廠羨慕不已。這種氫化的植物油，由於售價低廉，保存期限久，性質跟歐美飲食中的傳統烹調油類似，以致這項氫化油技術很快就成為食品領域的「黑金」，許多歐美國家迅速將它納入自己的食品供應鏈中。

美國伊利諾大學厄巴納－香檳分校（University of Illinois at Urbana-Champaign）終身教授佛瑞德．奧古斯特．庫莫洛（Fred August Kummerow），二十八歲那年（一九四三年），獲得威斯康辛大學麥迪遜分校（University of Wisconsin-Madison）生物化學博士學位，隨後相繼在堪薩斯州立大學（Kansas State University）、南卡羅萊納州（South Carolina）的克萊門森大學（Clemson University）化學系任教，一九五〇年轉入伊利諾大學厄巴納－香檳分校，致力於研究脂質化學、飲食與心臟病的關係。〔錢思亮是該校化學博士（一九三四年），曾任台灣中央研究院院長（一九七〇年～一九八三年）、台灣大學校長，（一九五一年～一九七○）」

一九五五年九月二十三日，美國總統艾森豪（Dwight D. Eisenhower）在科羅拉多州丹佛市的高爾夫俱樂部打完十八洞之後，偕同第一夫人瑪咪（Mamie）前往岳母家過夜。九月二十四日凌晨一點半，突然心臟病（心肌梗塞）發作。主治醫師保羅．杜德利．懷特（Paul Dudley White）經過艾森豪總統同意之後，九月二十五日向美國民眾公布總統的病情，並且提出心臟病的預防措施：戒菸、減壓，同時在飲食上減少攝取飽和脂肪。（一九六○年六月十八日，艾森豪總統曾經以現役總統（第三十四任美國總統）的身分訪問台灣，是美國歷屆總統中唯一的一位。」

讀者或許想知道艾森豪總統的這位主治醫師究竟是什麼來歷，懷特在醫學界早已廣為人知，被譽為現代心臟病學的先驅，美國心臟病學之父，一九三一年他發表了經典著作《心臟病》，他在預防性心臟病學方面的開創性工作，對美國和全球數百萬人的生活方式產生了積極影響。從美國總統到診所裡可憐的小老百姓，懷特為所有人提供了最好的診斷和護理，每個人都同樣受到歡迎。他把病人都當作紳士，不分國王或是貧民，而是以普遍的人性發自內心。許多王公貴族都是他的病人，例如尼加拉瓜、哥倫比亞和菲律賓總統以及建立美國鐵路帝國的科尼利厄斯．范德比爾特（Cornelius Vanderbilt）、美國鋼鐵大王安德魯．卡內基（Andrew Carnegie）。當然，他最著名的病人就是美國前總統艾森豪，艾森豪心臟病病發之後，懷特撰寫了一篇有關預防心臟病發作的文章，該文章刊登在《紐約時報》的頭版。據說該篇文章吸引了超過五千萬名讀者閱讀。懷特介紹了一種健康的生活哲學，其中包括三個主要要素：樂觀，運動和工作。懷特於一九七三年十月三十一日去世，享年八十七歲。懷特一生中寫了十二本書和七百多篇科學文章。

以往美國每年用於心臟病的研究，只有區區幾百萬美元，艾森豪總統罹患心臟病的新聞發布之後，美國國會迅速增加了心臟病的研究經費，庫莫洛博士才有機會獲得美國國家衛生研究院（National Institutes of Health）的撥款，對心臟病展開長期研究。有次，他在實驗室中解剖了當地醫院捐助的二十幾名因心臟病或中風而死亡者的動脈血管，發現這些人的血管完全被反式脂肪堵塞住，心臟組織之中也殘留著大量的反式脂肪酸。於是，庫莫洛博士決定進一步做些相關的實驗來一探究竟，他選擇老鼠作為實驗的研究對象，用反式脂肪餵養老鼠，結果老鼠的血管充滿斑塊，出現動脈粥樣硬化的現象，當他在老鼠的飲食中去除反式脂肪後，老鼠的動脈粥樣硬化便逐漸消除，接下來對豬的實驗也出現相同的結果。這意味著，人類或動物生前吃下的反式脂肪並沒有被完全代謝掉（一般脂肪在身體內七天左右就會被代謝）。

一九五七年庫莫洛博士把這一項實驗研究結果發表在《科學》（*Science*）雜誌上，但並沒有引起太多的注意。同年，他在聯邦貿易委員會（Federal Trade Commission，簡稱FTC，是一個保護美國消費者利益的聯邦機構）上公開反對反式脂肪，委員會的成員不以為然的奚落他：「你只是個化學家，並不是心臟專家，你的研究結果只是化學實驗室的個案，缺乏臨床實驗的醫學數據，很難令醫學界接受」，令他頗為無奈。

三度獲得美國科學作家協會（National Association of Science Writers）頒發「科學社會新聞獎」的美國新聞記者加里．陶伯斯（Gary Taubes）曾經寫道：「一九五五年九月艾森豪總統第一次心臟病發作後，改變了日常的飲食習慣，三餐用沙拉油和人造奶油烹調食物，體重卻胖了兩公斤；接著放棄早餐吃的燕麥和脫脂牛奶，改吃梅爾巴吐司（Melba toast）和水果，但體重依然減不下來。他開始不吃早餐，並且改用玉米油烹調食物，膽固醇卻持續升高；後來改喝脫脂牛奶和速溶咖啡，膽固醇水平竟然高達二五九。」究竟艾森豪總統的飲食出了什麼問題，導致他一九六九年心臟病再度發作而亡，享年七十八歲，罪魁禍首會不會就是反式脂肪，因為他吃了六年的沙拉油、人造奶油、梅爾巴吐司、速溶咖啡都含有反式脂肪。這是一項大膽的假設，不知道當年的美國醫學界，是否已經小心求證過了。

庫莫洛博士早就意識到食物中的人造反式脂肪，會阻塞動脈血管，也會取代全身的正常脂肪酸，影響正常細胞的功能，對在加工食品中使用人造反式脂肪深惡痛絕。他發表了許多篇相關的論文，強調氫化植物油會使體內低密度脂蛋白膽固醇升高，導致冠狀動脈心臟病發生，只是他的這項研究在當時的時空背景下太前衛了，又缺乏科學數據，所以並沒有引起各界重視。一九六八年，他呼籲美國心臟協會要求食用油廠商，減少起酥油和人造奶油中的反式脂肪含量，以必須脂肪酸Omega-3（次亞油酸）替代Omega-6（亞油酸），業界勉強接受他的意見，果然一九六八年之後，美國冠心病的死亡率持續下降。

一九八〇年，美國哈佛大學公共衛生學院（Harvard School of Public Health）流行病學和營養學教授沃爾特．威利特博士（Walter Willett），相當重視庫莫洛博士針對反式脂肪的科學實證分析，因此在他所領導的長期大規模護士健康研究計畫（大約十二萬名護士的飲食資料）中，加入了反式脂肪項目，調查飲食中的反式脂肪對護士們健康的影響。經過十多年的追蹤，結果發現，攝取最多反式脂肪的護士，她們因冠狀動脈心臟病而住院或死亡的風險，比一般人高出五〇％。在一九八〇年代，人造奶油是反式脂肪的主要來源，也與心臟病的高風險有關。

這項研究調查顯示，女性食用含有反式脂肪的食品與心臟病之間有著密切的關係，這是反式脂肪的良莠和醫學觀點的轉捩點。沃爾特．威利特博士尤其讚揚庫莫洛博士啟發他將反式脂肪納入分析，並感謝庫莫洛博士對這項健康研究計畫的協助。在上述這項研究調查結果發表的同一年（一九九三年），沃爾特．威利特博士在地中海飲食的會議上，公布了「地中海飲食金字塔」，是全世界第一個推出地中海飲食金字塔圖的人。《新英格蘭醫學期刊》於二〇〇六年刊登了一份反式脂肪相關研究總結報告，指出只要攝取極低量的反式脂肪，就會大幅提高冠心病的風險。該研究顯示，美國因心臟疾病而死的人當中，每年有三萬到十萬人歸因於食用反式脂肪。

二〇〇九年，九十五歲的庫莫洛博士向 FDA 提出了禁止使用反式脂肪的三千字請願書。這份請願書之中，詳細說明了反式脂肪會使血液中低密度脂蛋白膽固醇（LDL）升高，斑塊堆積血管以及冠狀動脈血栓風險增加。即使美國聯邦法律要求在一百八十天內做出回應，但是經過漫長的四年等待，FDA 並未回覆他的請願書。二〇一三年，當時已九十八歲高齡的庫莫洛博士基於科學良知，對 FDA 提起了訴訟。二〇一四年五月，庫莫洛博士在接受美國國家廣播電台記者訪問時表示，「動物性蛋白質是全蛋白，含有人體所需的所有必須胺基酸，而植物性蛋白質並非全蛋白，它缺乏一到兩種必須胺基酸，無論吃多少都算缺乏蛋白質。胺基酸大多數都存在於動物性脂肪之中，例如，雞蛋、豬肉、牛肉、奶酪、全脂牛奶、雞肉和魚。如果你吃這些食物，將擁有建構內皮素（endothelin，ET）所需的二十一種胺基酸，它們在體內具有激發生命力的所有功能。而內皮素是一種能夠強力促進血管收縮的內生性物質，它與高血壓及心血管疾病，例如冠狀動脈硬化及心臟纖維化的形成有密切關係。而雞蛋是動物性蛋白質最佳的來源，蛋白質利用率高達九〇％，含有九種胺基酸、礦物質和維生素，也是上天送給人類最好的食物。」

二〇一五年六月十六日，FDA終於正式宣布，人類飲食中「人工反式脂肪」（artificial trans fats）主要來源的部分氫化油脂「不被認為是安全的」，並要求食品製造商在三年內從產品中移除，也就是說二〇一八年六月十八日之後，美國國內的食品禁止使用人工反式脂肪。當庫莫洛博士獲悉這項消息時，已年滿一百歲，依然在伊利諾大學校園他所專屬的實驗室工作，他對前來採訪的媒體記者說了這麼一句經典的話語：「這不是我的勝利，而是科學的勝利」。庫莫洛博士經過漫長的六十多年堅持與科學研究的執著精神，迫使FDA最後不得不向科學真理低頭。根據統計，FDA的這項決定，每一年可以挽救全球約一百萬人的性命。

此外，庫莫洛博士是最早提出奶油，奶酪和肉類中的飽和脂肪，適量攝取實際上對身體是有益的，並不會導致動脈阻塞的科學家。這個觀點提出時曾經引起爭議，如今已經被證明是正確的。他還指出，除非氧化，否則膽固醇不會造成動脈硬化，真正造成動脈硬化的並非膽固醇，而是血管上沉積的鈣，膽固醇氧化後所形成的鞘磷脂（sphingomyelin）使鈣的堆積加劇，增加血管堵塞的可能性。即使膽固醇正常，也有可能因為氧化而堵塞血管。讓膽固醇氧化的原因很多：年紀大了、攝取過多含糖的食物、飲料和油炸物，若想遠離心臟疾病，除了盡量避免吃油炸物之外，也不能吃太多甜食，即使是水果亦必須注意糖份的攝取量。他每天早餐吃奶油煎雞蛋，喝三杯全脂牛奶，吃豬肉、牛肉、雞肉、魚類、蔬菜水果和各種穀物，避免加工食品和炸薯條，或許這正是他保持健康長壽的百歲飲食祕訣。

二〇一七年五月三十一日庫莫洛博士病逝家中，享年一〇二歲，結束了他精彩的一生，留給世人無限的緬懷與追思。伊利諾大學校長羅伯特・瓊斯（Robert J. Jones）表示，庫莫洛教授是一個特立獨行的科學研究者，六十多年來儘管遭受到無數次的冷嘲熱諷，但他從未放棄自己的遠見和堅持，一路走來始終如一，終於贏得世人的尊敬，也改變了人們錯誤的飲食觀念。二〇一七年六月二日，紐約時報以「反式脂肪最早期的反對者」當標題，特別報導他逝世的消息，隔天，二〇一七年六月三日華盛頓郵報也特別報導了這則新聞，標題是：「最早對反式脂肪提出警告的科學家」。

心血管疾病的代罪羔羊——膽固醇

佛雷明罕心臟病研究（Framingham Heart Study）是美國衛生總署（NIH）管轄之下的國家心肺血液研究所（National Heart, Lung, and Blood Institute）的一個研究項目，選擇距離波士頓大約三〇公里的小市鎮佛雷明罕（Framingham），五千兩百多位三十歲到六十二歲的居民，祖孫三代為研究對象，觀察他們的生活、飲食習慣跟遺傳基因，試圖找出影響心血管疾病的危險因素。研究開始於一九四八年，距今已經持續七十二年，這是美國有史以來規模最大，時間最長的醫學研究，美國前總統艾森豪的御醫懷特博士是重要的推手。這項研究顯示：並無任何科學憑據足以證明，食物中的膽固醇與心臟病具有密切的關係，高血壓和高水平的低密度脂蛋白膽固醇，才是心血管疾病的兩個主要危險因素。長期以來，許多醫生和醫學專家皆認為，食物中的膽固醇是造成心血管疾病的主因，導致一般人嚇得吃雞蛋不敢吃蛋黃，甚至每週只敢吃一個雞蛋。

事實上，有許多真實狀況支持上述這項研究結論，例如愛斯基摩人、北美印地安人、北歐挪威的原住民薩米人（sami），他們消耗大量含有膽固醇的食物，但並未罹患動脈硬化和心臟病。但是，當他們採取文明人的飲食習慣，開始吃冷凍食品、泡麵、罐頭食品、餅乾以後，卻罹患了心血管疾病。實際上，紅肉，家禽類，魚和海鮮中，都富含維生素、礦物質、必需脂肪酸和必需氨基酸。而且，維生素B12僅在肉類中發現。當探險家們發現薩米人、北美印第安人和愛斯基摩人時，他們的健康狀況極佳，即使飲食幾乎全部都是肉類。愛斯基摩人生活在加拿大北部馬更些河（Mackenzie River）三角洲上，完全以鮭魚，北美馴鹿和海豹為食。

北美印第安人主要的營養食品佩米坎（pemmican），是一種脂肪和蛋白質的濃縮混合物，將牛肉、麋鹿肉切碎或搗碎，並混有融化的脂肪。這種飲食使孩子變得強壯健康。美國政府後來將印第安人轉移到保留地，向他們提供穀物；麵粉和糖作為食物，但不包括肉類。這些高碳水化合物的飲食，破壞了印第安人的健康，導致肥胖、糖尿病、心臟病和癌症層出不窮，一直持續到今天。薩米人，這個北極圈內最後的白人土著，他們的生活幾乎全仰賴馴鹿，主食是風乾的馴鹿肉和風乾的馴鹿心臟搭配馬鈴薯，因為北極的氣候嚴寒，沒有太多食物可以選擇，所以他們幾乎吃盡馴鹿的所有部位，完全不浪費。

北極探險家和人類學家維爾賈穆爾．斯蒂芬森（Vilhjalmur Stefansson），一九〇六年到一九一八年，在加拿大北極地區與因紐特人（Inuit）同住（其實因紐特人就是愛斯基摩人，只是他們不願意承認），前前後後生活了十一年，觀察並依循他們的飲食方式。因紐特人在北極圈嚴寒的環境下，整年幾乎完全只吃肉類和魚類，喝熱呼呼的北極熊跟海豹的血，以維持自己的體溫，但他們卻沒有任何人罹患高血壓、高膽固醇、高血脂、心臟病和肥胖。因紐特人有三種吃魚的方式：生吃、燒烤和水煮，他們通常吃鮭魚、鱒魚，晚上的照明是燃燒海豹或是鯨魚的油，每個人都裸睡，一絲不掛，蓋著毛毯。凌晨四點起床，扛著步槍在雪地上搜尋早餐，早餐之後所有的因紐特男人和大約一半的女人，都會去釣魚。中午返回營地，吃燒烤的鮭魚、鱒魚，有的時候早餐午餐都吃冷凍魚，搭配玉米棒、香蕉，晚餐吃水煮魚，睡覺之前會將晚餐吃剩的魚吃光。因紐特人認為，魚頭是魚最營養的部分，都留給孩子吃。

因紐特人不喜歡加了鹽的食物，他們喜歡吸菸，也從孩子小的時候開始教孩子吸菸。從因紐特人日常的飲食生活來看，生活在文明社會的我們，目前對維生素和礦物質的每日建議攝入量（RDA）或許是錯誤的。因紐特人藉由吃海豹、北極熊、北美馴鹿、狐狸、狼、鯨魚、魚和鳥來攝取動物性脂肪，大部分熱量來自肉類和天然動物脂肪。飲食中維生素C和維生素K含量較低，但他們並沒有罹患壞血病或其他相關的疾病。因紐特人的飲食方式，打破了長久以來均衡飲食的營養理論。斯蒂芬森不禁讚嘆：不文明的因紐特人是世界上最幸福的人。

斯蒂芬森在一九四九年出版的《不只是麵包》（*Not By Bread Alone*）一書中寫道：「大多數的因紐特人，饑荒時才吃蔬菜。假如肉類要配上碳水化合物以及蔬菜，才算營養完整，那因紐特人算是吃得不健康，但他們可說是我見過最健康的人。他們擁有健康的牙齒，沒有齲齒，骨骼強壯，毫無骨質疏鬆的跡象，也沒有罹患心臟病、心血管疾病、癌症以及糖尿病跟肥胖。」醫生和營養學家普遍認為，人類不能單靠肉食維生，必須攝取植物性食物，以補充維生素C和鈣質。一九二八年，斯蒂芬森為了證明自己和因紐特人，完全肉食的飲食方式，並不會對身體健康造成不利的影響，跟一位曾經加入北極圈探險的夥伴卡斯登．安德森（Karsten Anderson），受邀參加了由康奈爾大學醫學院附屬機構，紐約市貝爾維尤醫院（Bellevue Hospital）羅素聖人病理研究所（THE RUSSELL SAGE INSTITUTE OF PATHOLOGY）進行的飲食實驗，實施一年只吃肉類和喝水的生活。參與這項實驗的共有七個學術機構，其中包括全美國頂尖的康乃爾大學醫學院、哈佛大學、約翰．霍普金斯大學、芝加哥大學。

貝爾維尤醫院實驗中的所有肉類飲食中，動物脂肪占八〇%，動物蛋白質占二〇%。在一年的時間裡，他們只吃新鮮的肉，每天吃兩磅新鮮瘦肉和一．五磅脂肪。此外，斯蒂芬森和卡斯登遵循因紐特人的習俗，吃魚骨頭並咀嚼肋骨，以便從中獲得一定量的鈣質。斯蒂芬森指出，他被研究人員要求吃瘦肉，極瘦的肉有時會產生「消化不良」。先前的經驗是，瘦肉會在第二或第三周無脂肪的情況下導致疾病，而斯蒂芬森在貝爾維尤醫院的第三天出現噁心和腹瀉。他將疾病快速發作，歸因於實驗食用的瘦肉和之前在北極探險食用的胖馴鹿肉不同。吃了肥肉後，他在兩天內完全康復。然而，最初的不適卻轉變成十天的持續便祕。一年實驗結束之後，他們的健康狀態完全正常，身上找不到任何毛病，也沒有罹患缺乏維生素C就會引起的壞血病。

實驗結束時，斯蒂芬森的牙齦炎消失了，儘管他牙齒上的牙垢沉積增加了，但一切都無大礙。負責監督飲食實驗的各個科學領域專家，經過三個月的討論，終於做出了這項實驗的結論：「完全的肉類飲食，並不會對身體健康有不利的影響」。這項實驗的結論是醫學界難以接受的，卻是千真萬確的科學事實，也給全球的營養學界投下了一顆威力十足的震撼彈。斯蒂芬森再度成為媒體的寵兒，知名度更是快速竄升，美國民眾視他為偶像，但他依然低調，持續採取因紐特人的全肉類飲食，並一直保持良好的健康狀況，直到一九六二年八月二十六日去世，享年八十二歲。一九八六年五月二十八日，美國郵政總局特別為他發行紀念郵票。

毫無疑問，最明智的飲食應該是人類遵循了數百萬年的飲食，這種飲食強調新鮮的肉類或動物蛋白，並輔以有益的植物性食物以及大量勞動來增強體魄。斯蒂芬森和卡斯登吃新鮮的肉，只要中溫烹調（高溫烹飪會破壞肉類和植物性食品中的維生素C）就能獲得充足的維生素C，以前認為維生素C僅存在於植物中。不管是愛斯基摩人（因紐特人）、北美印地安人或者是薩米人，他們的日常飲食幾乎完全是以肉類、魚類的天然動物脂肪為主，過著健康愜意的生活。這似乎意味著，人類只要距離自然界越近，疾病就會離你越遠；相反的，如果你離自然界越遠，疾病就會離你越近。許多營養學家普遍認為，因紐特人經常食用的鮭魚中，含有豐富的EPA和DHA，也就是Omega-3脂肪酸（不飽和脂肪酸），有助於調節三酸甘油脂、膽固醇、血壓，防止心血管病變，同時還能降低血液的黏稠度，保持血液暢通，預防血栓以及中風。

自古以來，人類在所有肉類和天然動物脂肪，包括內臟器官的飲食中，始終都過著非常健康自然的生活。然而，多項科學研究證明，原始社會從以肉食為主的狩獵生活，轉變為以米食為主的農耕生活之後，人類的健康狀態便急轉直下，百病叢生。古埃及人就是一個很好的例子，前王朝時期有大量的野生動物如羚羊、瞪羚、河馬、鱷魚、鴕鳥和各類淡水魚、鹹水魚等，還有許多較小的野生動物如驢、綿羊、山羊、野牛甚至鬣狗，都可以成為餐桌上的佳餚，因此古埃及人的身體非常健康強壯。但隨後，野生動物數量不斷減少，野味漸漸地變成只有富人才可享用的食材。前王朝時期之後，古埃及人的飲食習慣產生變化，主食都是麵包和啤酒，造成身體肥胖，導致一連串的疾病。英國曼徹斯特大學（The University of Manchester）的考古學家朱迪思・米勒（Judith Miller），利用X射線發現，許多古埃及人口腔內都有嚴重的齲齒，一般人可能不知道蛀牙會引發其他相關的疾病，例如引起全身性感染、腎臟炎、敗血症等。

美國生化學教授喬治・曼恩（George V. Mann），在一九六〇年代與范登堡大學（Vanderbilt University）研究團隊，遠赴非洲肯亞研究馬賽族人（Masai）的飲食習慣，發現馬賽族人幾乎只吃肉類（大量的羊肉或牛肉），還有喝這些動物的血和奶。曼恩指出脂肪在馬賽族人的每日熱量中至少占六〇％，而且所有脂肪都來自動物，也就是說大都是飽和脂肪。令人驚奇的是，馬賽族人比美國人還要健康，他們的血壓與體重比同年齡的美國人低很多。曼恩幫四百名馬賽族男性照心電圖，並未發現任何心臟病的跡象。接著他又解剖了五十具馬賽族男性的大體，只發現一位疑似有心肌梗塞，而且馬賽族人也沒有癌症或糖尿病等慢性病。世人不禁懷疑，如果肉食會致病，這些茹毛飲血的馬賽族人，怎麼會如此健康呢？難道是基因的問題，會不會是馬賽族人的基因比較優良？就有專家認為，馬賽族人儘管飲食中富含飽和脂肪，但仍然具有如此低的膽固醇水平，這是因為他們身體內具有獨特的反饋機制（遺傳因素），可以抑制我們大多數人所沒有的內源性膽固醇合成。可是，後來有一群馬賽族人遷移到肯亞的首都奈洛比（Nairobi），都市化之後，他們飲食的內容改變了，血中的膽固醇水平也變得比較高，這顯示馬賽族人的基因和文明社會的人，並沒有什麼不同。

一九八〇年，「地中海飲食」一詞的創造者希臘雅典大學醫學院教授安東尼奧．崔麗科菠蘿（Antonia Trichopoulou）博士發現，地中海飲食的發源地克里特島當地的農民，飽和脂肪的攝取量已增加了五〇％，心臟病發病率卻還是很低，這令她大為驚訝，當地人的飲食和所謂地中海飲食已經差了很多，然而當地人的整體健康狀況，仍然一如往昔。

一九八四年三月二十七日《時代雜誌》的封面主角是膽固醇，膽固醇被認定是心臟病的罪魁禍首。然而，我們來看看下面這幾位科學家的說法。安塞．基斯（Ancel Benjamin Keys）是美國明尼蘇達大學生物學與病理學家，一九五二年他提出「飲食－心臟理論」

（Diet-Heart Theory），指出飲食中脂肪的攝取量與心臟病的死亡率有緊密關連，但跟膽固醇無關。美國著名心血管專家德懷特．倫德爾（Dwight Lundell）博士，在心臟外科工作了二十五年，二〇〇五年他揭露了一項驚人的數據，有近七五％的心臟病患者，膽固醇水平相當正常。倫德爾博士表示，當他替心臟病患者進行手術的時候，發現他們的冠狀動脈病灶，呈現出泛紅和腫脹，他馬上就想到這是血管發炎的病兆。

事實上，著名的哈佛大學醫學教授保羅．里德克（Paul Ridker），早在一九九七年就注意到了和德懷特．倫德爾博士同樣的問題，也就是半數以上心臟病發作的人，膽固醇水平都十分正常。他當時就懷疑是某種發炎的症狀起了誘導的作用，為了驗證自己的想法，他開始進行一項高靈敏度C－反應蛋白（CRP）的測試。測試之後果然證明，血管長期處於發炎狀態，才是誘發心血管疾病的根源。長期攝取高糖飲食、Omega-6含量高的多元不飽和脂肪、加工食品和冷凍食品中的反式脂肪，也會增加身體發炎的機率，同時損傷動脈中的內皮細胞。市面上大多數的精製植物油——葵花油、亞麻籽油、大豆沙拉油、玉米油、花生油、調合油等等，大都omega-3含量不足，omega-6含量過多，越來越多的研究表明omega-6含量過多，會導致體內發炎。

二〇一四年五月，美國紐約時報暢銷書排行榜有本書《脂肪大驚奇：為什麼奶油、肉類和奶酪才是健康飲食》（*The Big Fat Surprise : Why Butter , Meat and Cheese Belongina Healthy Diet*）。這本書徹底顛覆了世人對脂肪的傳統思維，《經濟學人》和《華爾街日報》對這本書大加推崇。作者妮娜·泰霍爾茲（Nina Teicholz）在《脂肪大驚奇》中強調，六十年來的營養科學是一場美麗的錯誤。她認為富含飽和脂肪的飲食，不會對人體產生危害，世人過去幾十年來所接受的飲食建議，其實是被專家誤導的。

二〇一四年六月二十三日《時代雜誌》的封面主角是奶油，主標題強調要吃奶油（Eat Butter），而副標題是「科學家把脂肪當成敵人，為什麼他們錯了」（Scientists labeled fat the enemy, Why they were wrong）諷刺的是，三十年前時代雜誌可是把膽固醇當成心臟病的罪魁禍首。二〇一八年八月，八十五歲高齡，曾經擔任世界權威醫學期刊《美國醫學會雜誌》（*The Journal of the American Medical Association*）主編十七年的喬治·倫德伯格（George D. Lundberg），毅然告訴世人一個科學真相：「多少年來，大家都認為飽和脂肪（比如豬油、奶油等），會誘發動脈粥樣硬化、肥胖症、高血壓、糖尿病等疾病，但實際上我們都錯怪飽和脂肪了，它並不是導致上述疾病的真正原因。」

事實上，美國政府已經在二〇一五年的《居民膳食指南》中，取消了對膽固醇每日三〇〇毫克的限制，並且宣稱日常飲食不必再擔心過量的攝取膽固醇。

人體中的膽固醇大部分（八〇％）是自身合成的，它在肝臟製造，是一種油性的蠟狀物質，只有小部分（二〇％）是來自於食物，通常分為內源性膽固醇和食源性膽固醇。你吃進很多膽固醇時，身體就會減少製造膽固醇，體內的膽固醇短缺時，我們的身體會主動製造膽固醇。而且，人體對於膽固醇的吸收具有調控的能力，膽固醇吃多了，人體對於膽固醇的吸收率就會下降。並不是吃進多少膽固醇，身體就會照單全收，人體可以隨時調整膽固醇的需要量。事實上，人體不能沒有膽固醇，沒有膽固醇你就活不下去，它是細胞膜的組成分子，缺乏膽固醇對人體將造成重大的影響，包括：人體的細胞將無法自我修復、人體將無法合成維他D、沒有鈣質也就無法形成骨骼、肝臟無法製造膽汁脂肪將難以消化、沒有性激素會影響生育能力。

美國每一年死於心血管疾病的人數，比死於其他原因的總和還多，死於心血管疾病的有八十三萬人，而心臟病突發又占心血管疾病的死亡首位。二〇一九年美國心臟協會的最新統計，五〇％的美國成年人罹患了心血管疾病，而高血壓是最主要的因素。

一九七三年，美國醫學博士桑德斯．T．弗蘭克（Sanders T. Frank）在《新英格蘭醫學期刊》發表了一篇研究論文，指出耳朵可以顯現出心血管疾病的徵兆。他在加利福尼亞州蒙特利公園市（City of Monterey Park）的加菲爾德醫學中心（Garfield Medical

Center），擔任呼吸內科主任和醫學臨床教授時，發現二十多名年齡在六十歲以下，罹患冠狀動脈粥樣硬化（CAA）的患者，單邊或者是兩邊的耳朵，從耳孔最下角到耳垂，都有一條傾斜角度四十五度的摺痕，這種摺痕後來被醫學界稱為「弗蘭克氏徵」。對角耳垂摺痕（DELC弗蘭克氏徵）在醫學文獻中，已被描述為一種替代標記，可以識別出具有隱匿性動脈粥樣硬化的高風險患者。是心臟病的獨立預測因子，大多數臨床，血管造影和驗屍報告均支持這樣的前提。DELC患者常見的是，耳垂脈管系統和冠狀動脈中，膠原蛋白與彈性蛋白比例失衡。在男性患者中發現的染色體端粒縮短，已經證明了皮膚加速老化和動脈粥樣硬化加速（即冠狀動脈老化）之間的關係。除心血管疾病外，DELC還可能透過動脈粥樣硬化機制，增加腦血管疾病（主要是缺血性中風）的風險。

二〇一七年，中國北京協和醫院發表一項歷時長達三十五年的大規模前瞻性研究，發現耳朵的摺痕與罹患缺血性心臟病、心肌梗塞的機率增加有密切的關係，機制可能是血液循環中，自由基的氧化應激損傷以及血管內中膜厚度增加所致。因此，提醒讀者，如果你的耳朵出現弗蘭克氏徵的標記，就應該進一步接受心血管電腦斷層檢查，你必須要有事先預防的觀念，美國的心臟病發病率是先進國家中最高的，然而俄羅斯則是最低，其中的差異點就是，美國尋求的是病發後的治療法，而俄羅斯追求的是事先預防的辦法。

我國前總統李登輝、美國第四十三任總統喬治·W·布希（George Walker Bush）、好萊塢大明星湯姆·克魯斯（Thomas Cruise）、約翰·屈伏塔（John Travolta）的耳朵上都有這種弗蘭克氏徵。

最神祕超級長壽村的飲食

位於黑海和裡海中間的南高加索（South Caucasus）山區，是目前世界上最神祕的兩大超級長壽村之一，另外一處是巴基斯坦喜馬拉雅山麓的罕薩山谷（Hunza Valley）。根據歐洲的一項資料統計，南高加索山區的居民，平均壽命高達九十歲，讀者是否覺得十分驚奇。這個山區靠近東歐阿爾卑斯山麓，幾乎是與世隔絕，四周環境清幽景觀優美，空氣中充滿負離子。科學家曾經前往偵測南高加索山區空氣中負離子的濃度，令人嘖嘖稱奇的是，濃度竟然高達三千個／立方公分以上，這個驚人的數據，幾乎已經可以完全殲滅所有的病毒細菌了，天天呼吸享受著負離子濃度極高的高山空氣，自然治癒力當然超強，想不長壽都很難。

除此之外，南高加索山區的飲用水基本上是取自阿爾卑斯山的山泉水，礦物質的含量極為豐富，稱得上是真正純天然的高山礦泉水。千年以來，這裡的居民一直保持著早睡早起，日出而作日落而息，自耕自種的田野生活。白天山區的日照特別充足，可以盡情的曝曬陽光，在森林田野間勞動筋骨，飲食更是粗茶淡飯，吃葷或吃素完全憑個人的喜好，自然就好。菜餚主要是豆子類、薯類、黃綠色蔬菜，喜歡用橄欖油涼拌、烹調食物。這裡的居民不喜歡喝酒，他們比較鍾愛高山地區的綠茶，羊奶、酸奶更是每日不可或缺。南高加索山區的居民生活在這麼一個接近原始生態的自然環境之中，飲食接近自然，享受原味，從不燒烤，生性樂觀豁達，淡泊名利，難怪壽命可以直達天年。

日本長壽研究專家醫學博士石原結實，對長壽者眾多的南高加索地區非常好奇，為了探索長壽的祕密，對南高加索地區進行了五次考察，他發現當地的長壽者主食是羊奶起司（羊奶發酵）、全穀物麵包、青蔥麵包上放上三分熟的荷包蛋、黑麵包跟玉米熬成的粥，以及黑橄欖和無花果。更令他驚奇的是，每個家庭桌上擺著一瓶亞美尼亞共和國生產的天然鹽——岩鹽（rocksalt 或 pinksalt），這一種鹽具有讓體溫升高的效果以及血液淨化的作用。而且，他們是飯前先吃水果，蘋果、葡萄、櫻桃、無花果、桑葚、石榴、滿滿的一桌。還有一個特殊的飲食愛好，就是非常喜愛喝蜂蜜。

此外，村民利用堅果、水果乾、蜂蜜做成甜點，當做飯後點心。這裡的村民有一個延續了二千多年的習俗，就是喜歡喝一種名叫克菲爾（kephir）的發酵奶（乳酸菌的一種），發酵奶可以增加腸道之中的益生菌，讓腸子長命百歲。加上高山地區養殖的牛羊，是他們動物性蛋白質的來源，上述這些因素可能就是南高加索地區的村民長壽的祕密。

喜馬拉雅山麓的罕薩山谷（Hunza Valley），稱得上是世人最想探索，神祕色彩最濃厚的超級長壽村。大學時代我曾經看過一部好萊塢電影《失去的地平線》（*Lost Horizon*，該片是根據一九三三年，詹姆士．希爾頓（James Hilton）因為旅行在山區迷路，闖入巴基斯坦的罕薩山谷，在體驗了當地的風土人情後，寫出了暢銷全球的《失去的地平線》一書改編，對於片中傳奇的神祕之地香格里拉十分憧憬，當時滿腹疑惑，世界上真有如此景色秀麗、陽光明媚、空氣清新的世外桃源之地，這個地方究竟在哪裡？即使時光飛逝，已過了近半個世紀，腦海中的影像依然歷歷在目，直到三年前我在翻譯醫學書籍的時候，才驀然發現原來那個長久以來，心中一直戀戀不忘的香格里拉，就位於巴基斯坦最北方與帕米爾高原接壤，喜馬拉雅山麓的罕薩山谷，距離中國新疆大約三〇～四〇公里。

居住在罕薩山谷的罕薩人，是全世界最健康的民族，千百年來罕薩人與世隔絕，罕薩山谷周圍有許多山峰，其中也不乏海拔超過六千公尺的高峰。在雪山的懷抱下，他們開闢了層層疊疊的梯田，種植了漫山遍野的杏樹、梨樹和蘋果樹。這裡風光如畫，恬靜如詩，自給自足，與世無爭。一九一八年北愛爾蘭醫生羅伯特．麥卡里森（Robert McCarrison）博士，曾經在當地住了七年之久，他觀察到罕薩人以天然的蔬果、穀物類為主食，水果有梨子、蘋果、桑葚、杏子、黑橄欖以及青菜、薯類、大麥、小麥、小米、大豆和豌豆等，餐餐攝取自然豐富又營養的維生素和礦物質。罕薩人飲用冰河融化的水，礦物質含量豐富，通常也用它來栽培蔬果，並以家畜的的糞便、落葉、菜葉等作堆肥。麥卡里森博士在他的研究報告中提到，「這是我親身經驗的事，這裡的人擁有堅忍的毅力，樂天知命，天天日出而作，日落而息，過著農耕的生活，荷著重負長途跋涉，翻山越嶺如履平地，談笑自若，還快樂地哼唱著歌。雖然喜馬拉雅山麓的其他種族廓爾喀族（GORKHAS）、夏爾巴族（SHERPAS）也很有耐力，但是跟罕薩人比起來，簡直小巫見大巫。罕薩人的壽命非常長，有些百歲老人還能騎在馬背上奔馳，身手矯健。」

為了解開長壽之謎，美國國家科學院（National Academy of Sciences）院士，哈佛醫學院教授亞歷山大．立夫（Alexander Leaf）博士（他有五位學生先後獲得諾貝爾醫學獎），也前往罕薩山谷調查，並在一九七四年為《國家地理》（*National Geographic*）雜誌撰寫標題為：〈長壽的堡壘——超過一百歲的每一天都是禮物〉一文。「那是我見過的最美麗的地方，山谷中鬱鬱蔥蔥的綠色梯田，被二萬五千英尺高的雪白金字塔所遮蔽，當地閃爍著碧藍的月光，群山高聳入雲，山頂上白雪皚皚，腳下碧草成茵。景色恍如仙境，生活在這裡的人，擁有無限的青春以及無憂無慮的生活，既夢幻又真實，充滿陽光的生命力。當地人幾乎從不患病，八、九十歲仍在山野從事農耕，健康地活過一百歲並不算什麼稀罕事。讀者或許不知道，罕薩山谷還是日本動畫大師宮崎駿，風靡全球的動畫電影《風之谷》的取景地，因此現在全球很多宮崎駿迷稱呼罕薩山谷為「風之谷」。

一九七五年，國際自然醫學會創辦人森下敬一博士，曾經前往罕薩山谷進行長壽調查，並接受罕薩最後一位國王米爾的夫人茶點招待。一九九九年，森下敬一博士再度前往罕薩，進行長壽研究，針對一百多名百歲老人進行體檢，結果發現他們血液中的脂褐素（lipofuscin）濃度非常低，顯示體內各個組織器官的機能非常年輕，就像五十歲的中年人。脂褐素是不飽和脂肪酸氧化後的產物，脂褐素累積會造成阿茲海默症、帕金森氏症，也會造成一系列神經退化性疾病、老年黃斑性病變。他還發現，這些百歲老人之所以顯得這麼年輕，可能跟他們吃的橄欖，尤其是黑橄欖中的物質羥基酪醇（hydroxytyrosol）有關。森下敬一博士的研究成果，曾經被美國權威健康雜誌《美國臨床營養學》（*American Journal of Clinical Nutrition*）所報導，並將它稱呼為「橄欖傳奇」。

羥基酪醇是橄欖油的主要酚類成分之一，它存在於橄欖的果實和葉子中，在過去的幾十年中，有充分的文獻證明，這種酚類化合物具有健康益處，並且在臨床研究中發現，對多種疾病具有治療效果，作用機制包括有效的抗氧化和抗發炎作用。歐洲食品安全局（EFSA）早已證實羥基酪醇能夠顯著降低低密度脂蛋白（LDL）膽固醇，避免低密度脂蛋白膽固醇被自由基氧化，維持血液中高密度脂蛋白（HDL）膽固醇的正常濃度，並預防動脈粥樣硬化。另一方面，羥基酪醇還可以預防與年齡或阿茲海默症、帕金森氏症等疾病相關的神經退化性損傷和認知衰退。它是一種對高血壓、關節炎、免疫系統和心腦血管疾病，都有顯著療效的抗氧化劑。羥基酪醇的抗氧化能力是綠茶的十倍，輔酶Q10的兩倍。

此外，它清除脂褐素的能力，可與油脂蛋白和兒茶酚媲美。

飲食革命養生七式

數十年來，醫學專家和營養學家推薦的飲食方式，不外乎是少油、少鹽、少吃肉，每天吃黃綠色蔬菜、全穀類、水果、豆類、堅果和種子等。我倒是建議讀者選擇紅紫色蔬菜，尤其是胡蘿蔔（含有β胡蘿蔔素），胡蘿蔔素有「小人參」的美譽，它的β-胡蘿蔔素屬於脂溶性營養素，抗氧化功能強大，主要儲存於皮下，亦具有抗老化及抗癌功效。不怕油炒，胡蘿蔔用炒的，β-胡蘿蔔素吸收率至少增加三倍以上！而且胡蘿蔔經加熱後的抗氧化物含量較未煮熟的多出三倍，但烹煮時間不宜過長，否則維生素B、C容易被破壞。胡蘿蔔中含有琥珀酸鉀鹽，常吃有助於防止血管硬化，降低膽固醇、降低血壓。高血壓患者飲用胡蘿蔔汁之後，會從尿中排出大量的鈉離子，血壓自然就會降下來。

還有茄子，茄子是一種黃酮類化合物，含有胡蘿蔔素和各種維生素，尤其是紫色茄子，維生素含量更高。特別值得一提的是，茄子中含有維生素P，可增強細胞間的黏著能力，預防微血管出血，常吃不僅能降低膽固醇、高血壓、軟化血管，避免心血管疾病，例如腦溢血、動脈硬化等症，而且現代科學已證實茄子含有抗癌的成分「龍葵素」（Solanine）。提醒讀者，做菜烹調茄子的時候，最好將茄子蒸熟拌蒜泥、薑泥吃，不要用油炒或是高溫燒烤，以免茄子皮中含有的大量生物活性物質消失殆盡。我要強調的是「均衡的飲食」，適量的吃各種肉類和雞蛋（每天吃足夠的蛋白質），不必擔心食物或血液中的膽固醇，沒有膽固醇，你將無法存活，健康的均衡飲食也不需要額外補充維生素。下文是首次曝光的飲食革命養生七式，特別與讀者分享，請讀者記住這一句順口溜：「晚飯少吃口活到九十九，慢慢吃一口活到九十九，魚肉多吃口活到九十九。」

第一，多吃魚：魚的脂肪中富含DHA（二十二碳六烯酸）和EPA（二十碳五烯酸），兩者都屬於Omega-3系列的多元不飽和脂肪酸。DHA主要存在腦細胞膜和視網膜中，對智力跟視力發展十分重要，尤其是對嬰幼兒、兒童腦部的智能發展影響深遠，是腦部發育不可或缺的物質。EPA有降低壞膽固醇和三酸甘油脂，預防心肌梗塞的功效，鮪魚、沙丁魚、秋刀魚、竹莢魚、鮭魚、鯖魚DHA和EPA的含量豐富，每天五〇〇毫克（mg）最理想（大約五〇公克的魚肉）。

曾經擔任日本國立癌症防治中心免疫學部長的平山雄博士，曾經進行一項長達十七年，針對二十七萬人的飲食生活調查發現，吃魚的人比較長壽，不吃魚的人罹患胃癌的機率是每天吃魚的人的四倍，魚的脂肪屬於不飽和脂肪，肉類的脂肪則是飽和脂肪酸，魚類還是鈣質的最佳來源。愛斯基摩人以捕魚為生，飲食以肉類和魚類為主，很難吃到新鮮的蔬菜水果，導致罹患許多退化性疾病，並因此縮短了壽命（平均壽命六十七歲）。然而，他們卻很少罹患癌症、冠心病、高血壓。這種不可思議的現象，同樣出現在日本沖繩島的漁民身上，科學家們對此產生了濃厚的興趣，歷經十多年的潛心研究，謎底終於找到了，原來與他們每天吃的海魚中所含的物質有關，那就是EPA、DHA。冰島的深海魚長期受惠於北極寒流和峽灣暖流的共同滋養，牠們所含的EPA、DHA比例穩定，而且膽固醇含量低，這兩種物質的發現，給醫學和營養學帶來了重大的突破。

第二，喝綠茶：千萬不要喝含糖的碳酸飲料和果汁，這一類飲料喝久了，你的身體會發炎。日本人稱呼綠茶為「仙草靈丹」，英國醫學協會（British Medical Association）前主席湯瑪斯．布朗（Thomas Browne）爵士推崇綠茶為「人類救世主」。英國醫學界對綠茶的內含物質以及藥理作用進行了大量的研究，綠茶因為沒有經過發酵，所以茶葉中最大程度保留了最原始的物質茶多酚（Tea Polyphenols），茶多酚對病毒有明顯的抑制和殺滅作用，最小抑菌濃度為〇．三g/L，所以常喝綠茶有消炎的功效。茶多酚還可以阻斷亞硝酸等多種致癌物在體內合成。日本「茶鄉」靜岡縣的居民，癌症的發病率只有日本全國的五分之一。

二〇一〇年法國國立健康和醫學研究所以及日本神戶大學的一項臨床實驗證明，綠茶中的兒茶素（Catechin）和維生素C的綜合作用，可以促進脂肪燃燒，降低血液中的血脂及膽固醇。常喝綠茶的人，血中低密度脂蛋白膽固醇的濃度會降低，高密度脂蛋白膽固醇的濃度會上升。

茶多酚中的兒茶素，也可以抑制鏈球菌及其他細菌，有助減少細菌黏附在牙齒及停留在口腔，降低蛀牙的機會。二〇〇三年四月，美國哈佛大學醫學院布克夫斯基（Bukovsky）博士在實驗中發現，綠茶中的茶胺酸（L-Theanine），可以非常有效地提高人體血液中的免疫細胞γ-δT細胞，抵禦病菌、病毒、真菌和寄生蟲感染的能力。布克夫斯基博士在美國國家科學院（United States National Academy of Sciences）院刊中表示，茶胺酸在人體肝臟內分解為乙胺（Ethylamine），而乙胺能夠調動γ-δT細胞消滅入侵的病毒。面對電腦工作的人，經常喝綠茶能夠增強身體對輻射的抵抗能力，因為茶多酚具有吸收放射性物質鍶90和鈷60毒害的能力。宋代著名詩人蘇東坡曾經說：「人有小病，只需飲茶，不必服藥」。最重要的一點，也是東西方許多科學家和營養學家一致認同的，喝綠茶可以讓你心情愉快，身心獲得平靜。

第三，喝低鹽的味噌湯：日本東京大學醫學博士藤田紘一郎指出，五十歲以後，飲食一旦攝取太多碳水化合物，體內的大量氧氣就會轉化為活性氧，導致體內細胞氧化DNA受損，整個人加速老化，百病纏身。對於生活在現代繁忙社會的飲食男女來說，每日三餐的飲食，必須特別注意，盡量減少碳水化合物的攝取，以避免身體健康受到活性氧的傷害。

五十歲以上的族群，尤其容易缺乏維生素B12，往往會造成血液中同半胱胺酸（Homocysteine）濃度變高，增加心血管疾病的風險，而味噌湯中含有豐富的維生素B12，每天喝味噌湯能幫助人體細胞抗氧化，降低心血管疾病。味噌湯中所加入的紅蘿蔔、白蘿蔔、蔥、菇類、海帶芽、豆腐、海藻、黃綠色蔬菜，都含有抗氧化物質：植化素，可以消除體內的活性氧。

日本癌症協會（JCA）發表研究指出，味噌湯喝的越多，乳癌和胃癌的死亡率就越低。味噌中所含的活性酵素（乳酸菌及酵母菌），植物性蛋白，可以降低膽固醇、預防組織細胞氧化，促進新陳代謝，延緩老化。

喝味噌湯，還有助於改善夜晚的失眠問題，美國史丹佛大學醫學系教授醫學博士西野精治指出，早上喝味噌湯，能夠提高白天的體溫與活動力，藉此讓人晚上更容易入眠。事實上，被稱為睡眠荷爾蒙的褪黑激素，就是由色胺酸轉換而來，而味噌湯的原料大豆中就含有豐富的色胺酸。不過，色胺酸轉換為褪黑激素至少需要耗時十小時，因此若要提升夜晚的睡眠品質，必須在早餐時攝取色胺酸。有一點要再三叮嚀，煮味增湯必須等到水滾之後，先加入綠色蔬菜（菠菜或高麗菜）、豆腐（豆皮）、香菇、海帶芽、洋蔥、胡蘿蔔，熄火之後約十分鐘，再放入味噌。因為味噌中的乳酸菌會在六〇℃或更高溫度下死亡，而酵母菌會在七五℃左右死亡。味噌加熱過久，會讓香味流失、只剩下鹹味。

第四，細嚼慢嚥：每天進食的時候，總是狼吞虎嚥，罹患十二指腸潰瘍、胃潰瘍的機率，將大幅度的上升。每一口飯菜都要在嘴裡細嚼慢嚥，咀嚼至少二〇下，最好三〇下，讓含有免疫物質的唾液增加分泌，這就是為什麼古時候的人受傷時，總是用唾液舔舐傷口的原因。要避免肥胖就必須細嚼慢嚥，以刺激大腦下視丘的飽腹中樞神經，使腹部感覺已經飽足。唾液中的蛋白質可以在胃裡形成一層蛋白保護膜，千萬不要狼吞虎嚥，以免造成胃腸不適。多咀嚼食物也可運動臉部的肌肉，促進荷爾蒙分泌，使腦部機能更活躍。而且，咀嚼食物越多次，唾液分泌越多。

唾液在古代雅稱為「金津玉液」，唾液中除了含有止痛成分阿片磷脂（Opiorphin），它的止痛作用大於嗎啡，還含有抗菌成分乳酸過氧化物酶（Lactoperoxidase）、溶菌酶（Lysozgyme）、乳鐵蛋白（lactoferrin, LF）以及免疫球蛋白A（ImmunoglobulinA,, IgA），其中乳酸過氧化酶可以壓抑致癌因子活動，免疫球蛋白A、溶菌酶、乳鐵蛋白可強化口腔的自淨作用。此外，脯氨酸蛋白、乳鐵蛋白可保護牙齒，避免蛀牙以及罹患牙周病。現代人為何十二指腸潰瘍的越來越多，可能與狼吞虎嚥有關，因為吃太快食物不易消化，造成胃腸負擔。只要細嚼慢嚥，就能促進消化，提高胃腸對養分的吸收能力。每餐吃一顆酸梅，讓唾液分泌增加，消化吸收能力就會更好。請記住，進食的時候一定要細嚼慢嚥，細細咀嚼產生的唾液，能中和油中的有害脂肪酸。

第五，吃早餐：不要吃宵夜，盡量早睡早起，不吃早餐會影響一個人的智力、判斷力、注意力，也容易發胖。二〇一六年九月，土耳其杜庫茲愛路爾大學（Dokuz Eylul Universtity）心臟病學副教授艾布魯．奧絲佩莉特（Ebru Ozpelit），追蹤調查了七二一名平均年齡五十三歲的高血壓患者，發現就寢前吃宵夜，夜間血壓降不下來，一直保持高水平，這是因為進食會釋放壓力荷爾蒙皮質醇（Cortisol），令身體機能保持「高度警惕」狀態，將增加心臟病發作和中風的風險。每天早餐吃一顆雞蛋，雞蛋中含有豐富的

DHA，一〇〇公克的雞蛋中，DHA含量二八〇毫克。蛋黃中含有十分豐富的卵磷脂、甲硫胺基酸（Methionine）、葉黃素、玉米黃素以及其他八種胺基酸，是人體最佳的蛋白質來源。卵磷脂是一種強力的乳化劑，可使膽固醇和脂肪的顆粒變小，成為細小的微粒並保持懸浮的狀態，避免膽固醇和脂肪在血管壁上沉積，這將有利於脂肪酸物質透過血管壁，為人體組織所利用，卵磷脂和甲硫胺基酸都可以使血中的膽固醇大幅度地減少。

除此之外，膽鹼（choline）是卵磷脂的關鍵組成物質，卵磷脂被消化之後，膽鹼流入血液到達大腦，有強化記憶力的作用。如果你不想自己的記憶力衰退，吃蛋黃就對了，而葉黃素和玉米黃素都是類胡蘿蔔素，能預防眼睛黃斑部病變、視網膜退化，降低罹患白內障的機率。曾經是金氏世界紀錄認證，全球最長壽的人義大利艾瑪．瑪拉諾（Emma Marano）女士活了一一七歲，她把自己的長壽歸功於每天早睡早起、吃三個雞蛋、兩根香蕉。她十八歲時被醫生診斷出貧血，醫生建議她每天吃三個雞蛋，於是她就遵從醫囑，連續吃了將近百年，直到二〇一七年去世為止。

第六，不要外食：外食傷害健康的嚴重性超乎你的想像，站在店家的立場當然是以最低廉的成本價格，獲取最大的商業盈利。試想如此一來，又有幾個有良心的老闆會採購最好最新鮮的食材，烹調出美味的菜餚。為了在餐飲行業中生存，不少店家往往昧著良心，低價採購黑心廠商的劣質油、過期食品、化學調味品或是不新鮮的魚、肉、蔬菜，利用多油、多糖、多鹽，高溫燒烤、煎炒、油炸的手法，讓消費者品嚐不出有什麼異味。

血壓高的人通常味覺比較不靈敏，飲食總是要求重口味，而在外食的人口中，有一半以上血壓都比較高，因此根本分辨不出吃下肚的菜餚有多鹹多油，何況其中還加了味精提鮮調味，吃的人在入口時並沒有感到鹹，但血液中的鈉離子濃度不知不覺中會升高，就會口渴想喝水，攝取過多不只是口渴，也容易引起肥胖、高血壓、腎臟疾病以及心血管疾病。

消費者早餐所吃的燒餅、油條、肉鬆、肉脯、飯糰、培根三明治、小籠包、蔥油餅、餡餅、蛋餅、奶茶、咖啡奶精，午餐和晚餐吃的肉燥飯、控肉飯、炸雞排、排骨飯、鍋貼、水餃、披薩、熱狗、漢堡、薯條、泡麵、珍珠奶茶，以及日常的點心，鹽酥雞、牛肉乾、豬肉乾、豆干、爆米花、甜甜圈、泡芙洋蔥圈、蛋塔、布丁、蛋糕、餅乾、麵包、香腸、冰淇淋等等。上述這些食品幾乎都含有反式脂肪，偏偏台灣的外食人口又高達七〇％以上，這也難怪近年來，台灣人大腸癌、心血管疾病的人數會直線上升。為人父母者，是否可以為了自己以及子女的健康幸福，即使辛苦一點，還是回家下廚自己做菜吧。

第七，飯吃七分飽：古代有一句俗話：「飯吃七分飽，健康活到老」，中國史上著名的醫學家和藥物學家，被譽為醫神的孫思邈（五八一年～六八二年，享年一〇一歲），在中國最早的臨床百科全書《千金要方》中說：「飲食過多，則結積聚，渴飲過量則成痰。」孫思邈尤其反對晚飯吃飽，他說：「夜飯飽，損一日之壽」。大量的食物堆積在胃腸，將導致消化系統的疾病，一旦痰濁阻礙脈絡，血流不順容易導致心肌梗塞。有醫林狀元之譽的明代著名醫學家龔廷賢（一五二二～一六一九，享年九十七歲），在他的宮廷醫學養生代表作《壽世保元》一書中也指出：「食宜半飽無兼味，可壽也」。吃半飽，可以延年益壽，不要吃得太多，尤其晚上更不可以。在中醫學說中，太飽會令脾胃過勞，一旦脾胃運作不佳，其他器官就會出現濕、瘀、虛的混合狀態。簡單地說，便是提早衰老，腎氣也會同時減弱。而且，晚上吃得太飽，老人家猝死的機率會增加。對中年人來說，七分飽可減少高血壓、心血管疾病的發生。年輕人飯吃七分飽，是保持理想體重避免肥胖，最自然便利的方法。

老祖宗的智慧也可以從科學研究得到驗證，二〇一三年七月十六日，上海交通大學趙立平教授團隊發表在《自然》雜誌子刊《Nature Communications》上的研究論文指出，飯吃七分飽能夠顯著增加有助於延長壽命的有益菌群（如腸道中的乳酸菌），減少有害菌群。二〇一六年九月研究衰老超過五〇年的澳洲雪梨大學（The University of Sydney）教授亞瑟．埃弗里特（Arthur Everett）接受澳洲《每日電訊報》（The Daily Telegraph）訪問時表示，如果人類三餐只吃七分飽，壽命將再增加十七～二十五年。

全世界百歲人瑞超過三三萬人，美國八萬多，日本七萬多（七一二三八人，二〇一九年九月日本厚生勞動省資料，比前一年增加一四五三人，連續五〇年增加），中國六萬多，台灣三千多（內政部二〇一八年資料三二八〇人）。金氏世界紀錄中，我國活得最久的人是，前駐聯合國首席代表，也是前駐美大使顧維鈞的遺孀嚴幼韻女士活了一一二歲（一九〇五～二〇一七），二〇一七年病逝美國紐約。她長壽的最大祕訣寫在口述自傳《一百零九個春天：我的故事》中：樂觀，不糾結於往事，永遠向前看。除此之外，英國女王伊莉莎白（Elizavbeth）二世的母親伊莉莎白活了一〇二歲（一九〇〇～二〇〇五），她在自傳中透露長壽的祕訣：「良好的生活習慣以及明確的生活目標」，也就是追求自己所喜歡的事物。美國喜劇泰斗好萊塢巨星鮑勃．霍伯（Bob Hope）活了一百歲（一九〇三～二〇〇三年），除了喜歡打高爾夫球之外，他每天都要步行三～四公里活動筋骨。金氏世界紀錄認證，全球最長壽的女人法國珍妮．卡門（Jeanne Calment），活了一二二歲又一六四天（一八七五年二月二十一日～一九九七年八月四日）每天晚上十點之前就上床睡覺，一百歲時仍能騎腳踏車，直到一一四歲還能自由四處行走。她長壽的祕方是橄欖油，她在食物中大量添加橄欖油，並把橄欖油擦在皮膚上。

安東尼．曼西內利（Anthony Mancinelli）是美國一位傳奇的小人物，他被金氏世界紀錄認證為，世界上最高齡的理髮師，他一生中經歷過十八位不同的美國總統，歐巴馬總統還曾經祝福過他。有一次，有位顧客問安東尼：「你幾歲，七十歲嗎？」不，「八十歲嗎？」不，「你九十歲嗎？」不，「那你到底幾歲？」我只有一〇八歲，「什麼！」

通常二〇美元的理髮費，許多顧客堅持要給他一百美元。安東尼十二歲時開始當理髮師，到他去世為止，他總共替客人剪了九十六年的頭髮。幾十年來髮型的變化，似乎都難不倒他。在過去的幾年中，他成了全球的頭條新聞，因為記者獲悉他仍然開車並在理髮店全職工作，總是前來採訪他。

二〇一八年他接受《紐約時報》採訪時說：「我把客人全部都搞定了，無論是什麼風格的長髮、短髮、瀏海，顧客要求的，我都能夠讓他們滿意。客人都想知道我什麼時候退休，我說，當上帝召喚我時。我有一些客人，他們的父親，祖父和曾祖父四個世代都是我的顧客。」

安東尼一直保持著自己對工作的熱愛以及強烈的獨立性，自己購物、做飯、洗衣服，還堅持要繼續動手修剪花園。安東尼說他沒有放慢腳步的計劃，因為九十六年的職業生涯使他感到年輕和活力。顧客問安東尼活那麼久的祕密，他說長壽的祕訣很簡單：「不要退休」。一〇八歲生日時，他仍以理髮師的身分工作，甚至不需要戴老花眼鏡，也能替顧客剪頭髮，每週工作五天，每天工作約八個小時。安東尼於二〇一九年九月十九日去世，享年一〇八歲二〇一天。

人類自古以來不斷追求長生不老，然而生老病死卻是自然界不變的法則，幾千年來從未改變。究竟人類的壽命能活多久，始終是一個令人好奇的問題。中醫聖典《黃帝內經》素問篇中提到：「盡終其天年，度百歲乃去」。《尚書》則明示：「壽，百二十歲也」，《養生論》亦說：「上壽百二十，古今所同」。也就是說，東方醫學認為人的壽命可以活到一〇〇～一二〇歲，然而現實世界裡大多數人是達不到這個「天年」的。那麼西方醫學的觀點呢？科學家經過多年的統計研究發現，各種生物的自然壽命應該是其生長期的五～六倍，而人類的生長期為二十年，自然壽命應該就是一百歲～一二〇歲。如果以生物學的規律來推算，自然壽命應該是性成熟期的八倍，而人類的性成熟期十三～十五歲，以此推算人類的自然壽命應該是一〇四～一二〇歲。根據最新的科學研究顯示，現在出生的嬰兒，活到一百歲的機率已經超過五成。美國首屈一指的亞伯特・愛因斯坦醫學院（Albert Einstein Collage of Medicinel）收集了全球一一〇歲以上人瑞最多的國家：美國、英國、法國、日本的數據進行研究分析之後，把人類的壽命上修為一一五歲～一二五歲。

醫學不斷的進步，一二〇歲是天命，並非天方夜譚，此刻我們應該正視的問題是，怎樣才能減少甚至避免罹患各種慢性疾病，而答案就是——改善生活習慣。唯有如此，令人沮喪的老化將成為過眼雲煙，人類也才有機會健康的長命百歲。請不要忘記，世界上的許多百歲人瑞，都有一個共通的特點，那就是——擁有良好的生活習慣，早睡早起。

從原料標示發覺恐怖真相

食品的營養標示大致有七大類：熱量、總脂肪、飽和脂肪、反式脂肪、膽固醇、碳水化合物、糖、蛋白質，以食用油來說，讀者最應該注意的是，總脂肪的含量以及是否標示出單元、多元不飽和脂肪的含量。舉例而言，營養標示中每茶匙（一四公克）的食用油，總脂肪的含量為一四公克，飽和脂肪為三公克，但是沒有標示出單元、多元不飽和脂肪的含量，這種食用油最好不要買，因為它絕非真正的好油。除此之外，食用油瓶身標榜百分之百純正，初榨冷壓，營養標示中卻找不到單元、多元不飽和脂肪的含量，這一種食用油也不要購買，幾乎可以斷定是精製的，絕非百分之百初榨冷壓。雖然，台灣衛福部並沒有規定廠商，一定要將單元、多元不飽和脂肪含量，列在營養標示中，但為了保障全體消費者的權益，是否應該考慮修法。

超市陳列架上琳瑯滿目的醬油，你會怎麼選購呢？有本土的，也有日本進口的，幾乎都標示一〇〇%純釀造、無添加、不加味精，其實真正大豆或是黑豆發酵釀造的醬油少得像鳳毛麟角。二〇一九年一月一日起，衛福部食藥署對醬油的規範做了部分修正，醬油經過微生物發酵達到總含氮量每百毫升〇．八公克，黑豆醬油中含氮量每百毫升〇．五公克，就可標示為純釀造醬油，也取消有關果糖酸含量的規定。如此一來，以釀造醬油殘餘的豆粕為原料，添加味精、甜味劑、防腐劑及焦糖色素，幾天甚至幾小時就可製成的醬油，輕易的就符合規定，可以堂而皇之的，標示「釀造醬油」在超市陳列架上出售。

此外，釀造醬油因為是利用微生物發酵，所以不會產生果糖酸，而化學水解醬油在製程中，用鹽酸強制水解黃豆粉或黃豆片等植物蛋白，會產生果糖酸，衛福部食藥署取消果糖酸含量，豈不是間接鼓勵廠商魚目混珠！純天然釀造的醬油必需六個月以上才能生產，現在加入化學製劑的醬油，只要短短幾天就可標示為純釀造醬油，消費者選購時又怎麼能判定，哪一瓶醬油才是真正天然發酵釀造的。建議消費者購買醬油先搖晃瓶身，如果醬油的泡沫細緻，表示為傳統釀造醬油，如果泡沫顆粒大可能是化學醬油。再則，釀造醬油在製程中沒有加鹽酸，促進蛋白質分解的步驟，因此不會產生有毒物單氯丙二醇（3-MCPD）。然而，化學醬油在以化學方法分解蛋白質的製造過程中，可能產生單氯丙二醇（限量標準為〇．四 ppm 以下）。而且，化學醬油常用「焦糖色素」增加醬油的棕色強度，令人擔心的是，「焦糖色素」產製過程中，極易產生有毒的化學物「4- 甲基咪唑」（4-MEI）。依據食品衛生管理法，食品中如果添加焦糖色素，就需將「焦糖色素」四字清楚標示在產品外包裝上。

醬油在大豆的發酵過程中，會產生天然的谷氨酸鈉，有些廠商會標示「不加味精」的字句唬弄消費者。由於不添加味精會令醬油的提鮮能力降低，但標上「味精」字句又會影響銷售，因此在原料標示中改標谷氨酸鈉，而谷氨酸鈉事實上就是味精的化學成分，或者是添加一些增味劑（如「呈味核苷酸二鈉」）。這些增味劑名稱不叫「味精」，但在功能上和味精沒有差別，攝入這些增味劑會導致鈉攝取過多，出現口渴現象。

消基會曾針對市售醬油、油膏及薄鹽醬油進行調查，發現市面上的醬油大約有五〇％含防腐劑，如果你在原料標示中發現，去水醋酸、己二烯酸、己二烯酸鉀、己二烯酸鈉、苯甲酸、對羥苯甲酸甲酯等，那就是防腐劑，因此建議讀者選購傳統釀造醬油或者是不含防腐劑的薄鹽醬油（鈉含量應小於一二 g ／一〇〇 mL 以下）。

市場上出售的果汁，幾乎沒有任何品牌是一〇〇％鮮榨的純正果汁，幾乎多是一〇〇％濃縮還原以及果汁含量只有百分之三〇、五〇的混合果汁，即使標榜一〇〇％柳橙汁、葡萄汁，消費者只要看一下原料標示，就會發現原來是一〇〇％濃縮還原的果汁。果汁濃縮後雖然大大延長了保存期限，但因為在還原成果汁的時候，通常還加了其他東西，例如糖、調味劑、調酸劑、甜味劑和色素等等，以保持每一瓶、每一盒、每一罐果汁喝起來都是一樣的口味。經過這樣的程序，「還原」後的果汁與其說是果汁，不如說是帶有水果味的糖水比較貼切。

何況這些所謂的百分之百純果汁，是經過高溫的巴氏滅菌法（Pasteurization）程序，早已將果汁中的類黃酮（抗氧化劑）、維生素以及有益於人體的好菌、微生物破壞殆盡，你喝下去的只是糖水而已，想喝果汁就自己動手壓榨。還有一點消費者該注意的是含糖量，每二四〇毫升（CC）的果汁中，糖的含量約為二五公克，幾乎就是一天容許的最高攝取量。讀者可以自己計算，一天中你喝了幾杯果汁，攝取了多少糖份，如果想避免罹患糖尿病或者身體組織發炎，就節制一點吧！其實，你可以買一些含糖量比較低的水果，例如木瓜、番石榴、櫻桃、柚子、蘋果、酪梨、梨、草莓、蔓越莓、藍莓等等來吃或者打成果汁，一解口腹之慾。

根據消基會的調查，市面上的包裝食品原料標示不合格的比例高達三成以上，廠商往往以無糖、低脂、薄鹽、高鈣、高鐵、高纖的斗大字眼吸引消費者注意，然而原料標示中的含量，卻又不符合衛福部所訂的標準。就以標榜高鈣牛奶或是調味奶為例，每一〇〇毫升必須含有鈣質一二〇毫克以上，如果是以一〇〇大卡的熱量為單位，鈣的含量必須八〇毫克以上才能算是高鈣，遺憾的是市場上這一類的商品，有不少都未達標準。低脂的標準是，液態食品每一〇〇毫升脂肪的含量，必須在一．五公克以下，固態食品每一〇〇公克必須低於三公克。低鹽（低鈉）的標準是，每一〇〇公克鈉的含量不超過〇．一二公克，低糖則是每一〇〇公克含糖量不超過五公克。高鐵的營養標準是，液態食品每一〇〇毫升必須含有二．二五毫克以上，固態食品每一〇〇公克必須含有四．五毫克以上。

讀者如果想買包高纖餅乾，記得看一下營養標示，膳食纖維的含量每一〇〇公克是不是達到六公克以上，是的話才是名副其實的高纖餅乾。無糖飲料是指每一〇〇毫升的飲料中，含糖量低於〇．五公克。事實上，食品標示無糖的意思就是，沒有額外添加糖，但會加入其他甜味劑代替，例如麥芽糖、山梨醇、蔗糖等。有些食品本身就含有大量的糖份，例如果汁、餅乾、蛋糕類。而含糖飲料一般會使用高果糖玉米糖漿（HFCS），這是一種葡萄糖和果糖的濃縮物，是由基因改造的玉米，透過酵素的催化作用，將玉米中的部分葡萄糖變為果糖。因為利用催化作用的生產成本很低，甜度又比蔗糖高，所以常被加工食品業用來取代蔗糖，加入飲料、冰淇淋和甜品中，作為人工甜味劑。讀者如果在含糖食品和含糖飲料的原料標示中，發現人工甜味劑，八成以上就是高果糖玉米糖漿，它會引起一些健康問題，實驗顯示可能傷肝，有些專家認為會造成肥胖危機。

台灣烘焙業一年產值約六〇〇～八〇〇億元，國內大約有一一五〇〇家超商，去年一年麵包的銷售總額大約一五〇億台幣，可見台灣人有多喜歡吃麵包。台灣人愛吃咬起來鬆軟的紅豆麵包、菠蘿麵包、奶酥麵包，砂糖與人造奶油的含量多，缺乏膳食纖維。就以紅豆麵包為例，一個一〇四公克重的紅豆麵包，糖的含量就接近三〇公克，已經是一天糖份攝取量的最高限度。歐美人吃全穀物的硬麵包，糖與奶油的含量少，纖維素的含量高，而且不加防腐劑、人工色素、人工調味劑、人工香料、人造奶油甚至額外添加糖。然而，台灣一個麵包可能含十種以上的「合法」食品添加物，雖然合法但不代表對人體完全無害，單獨使用或許無害，但是幾種混合起來，可能有很高的毒性。讀者在購買或吃下麵包之前，請先仔細看看隱藏在麵包包裝袋上，原料標示內的各種人工添加物以及令人聞之色變的反式脂肪。

在各式麵包的原料標示中，你通常會發現棕櫚油（有的標示植物油）、酥油、人造奶油、乳化劑、麥芽糊精、黏稠劑、膨鬆劑、卵磷脂、香料、麵粉改良劑、焦糖色素。其中，棕櫚油、酥油、人造奶油（市面上常見的瑪琪琳 Margarine 便是）都含有惡名昭彰，全世界都禁止使用的反式脂肪。化學合成的乳化劑主要成分為脂肪酸甘油酯，也含有反式脂肪，並且會抑制腸胃道益生菌生長，長年累月可能誘發慢性疾病，而且乳化劑宛如防腐劑，吃多了血脂肪會過高，傷肝傷腎。麥芽糊精會造成血糖升高，升糖指數是一二〇（一般蔗糖是七〇，葡萄糖是一〇〇），也就是說造成血糖上昇的效應遠超過一般糖，會提高罹患糖尿病的風險，也會造成蛀牙。但因為不是糖、也沒有甜味，可以被標示成「無糖」。若麵包中加入含鋁膨鬆劑，長期吃可能造成種種傷害，尤其是對腦部和智力損傷最為明顯。黏稠劑可能引發過敏反應，麵粉改良劑（過氧化苯甲醯、偶氮二甲醯胺）由於有健康方面的疑慮，世界衛生組織以及歐盟各國很早（二〇一四年），就警告以及禁用這兩種麵粉改良劑，台灣卻是合法使用。人工色素長期食用有損健康，可能引起過敏、氣喘、蕁麻疹，甚至過動症。人工香料長期吃會影響肝腎，對人體具有某種程度的傷害。二〇一八年十月，美國FDA宣布將六種人工香料，從安全名單移除，但是在台灣這六種人工香料，現在仍然算是合法添加物。

台灣的食品不管是麵包、餅乾、蛋糕、肉鬆、牛肉乾、豬肉乾、豆干、泡麵、冷凍食品等等，營養標示中反式脂肪的含量，通通標示零，讓消費者信以為真，又加了一大堆消費者完全看不懂的化學添加物，宣稱一切合法，消費者就在半信半疑之間，將反式脂肪還有一大堆化學添加劑一一吃下肚。根據統計，台灣人平均每年每人吃下肚的食品添加劑大約三．八公斤，這個數據挺嚇人的，沒有人知道會有哪些副作用，但它對健康造成的危害難以想像，許多使用多年的食品添加劑，歐美國家都有致癌的報告，然而台灣的消費者卻一直懵懵懂懂，不以為意。

近年來台灣連續發生食安事件，消費者的食安危機意識高漲，掀起「飲食革命」的風潮，追求「天然」、「無化學添加物」的食品，因此購買食品時也開始注意原料成分標示。根據財團法人食品工業發展研究所調查發現，當食物品牌標示「天然」、「無人工添加劑」時，有高達六成四的民眾會選擇購買。可喜的是，目前國內已經有知名的便利商店，導入歐盟國家推行的潔淨標章（clean label），推動在加工食品中減少使用人工化學合成的添加物。計畫在今年二〇二〇年，全面捨棄防腐劑、人工香料、人工色素、人工甜味劑、漂白劑、保色劑、黏著劑、含鋁膨脹劑等添加物，並且要求原料非基改。不過，允許使用的食品添加物，仍然有大約八十二種（為食品法規允許使用的十分之一），雖然還無法一〇〇％完全禁止使用食品添加物，但已經為食品安全跨出了一大步。

坦白說，消費者也應該了解某些食品添加物在加工食品中的必要性，烘焙類食品要做到無添加真的很難，要達到無添加、少添加，並非只是拿掉添加物這麼簡單而已，背後涉及的是如何用天然食材和原料來取代添加物，例如用甜菜根取代人工色素、以蔗糖取代人工甜味劑，亞麻籽粉、黃豆粉取代乳化劑，寒天粉取代麵粉改良劑等等；並在製作過程、保存期上，導入尖端科技，許多加工流程也都要使用更高規格的無菌環境，這些都會使食品廠商的成本大幅度增加，勢必會反應在食品的售價上，消費者必須體認到這一點。

台灣有家知名的量販店，號稱自我品牌的麵包至少有五十款拿到「一〇〇%無添加」認證，令人困惑的是，不知所謂「一〇〇%無添加」是什麼意思，是所有八百多種食品法規允許的食品添加物之中，任何一種都不加嗎？還是麵粉本身已經含有的添加物不算，只是因為製作麵包時沒有另外再添加，所以叫「一〇〇%無添加」，而不是「一〇〇%不含任何一種化學添加物」。讀者或許不知道，市售的麵包幾乎百分之百都有加入麵粉改良劑、乳化劑、膨鬆劑。如果是天然麵包，絕對不會含乳化劑，真正的「天然酵母麵包」也不會加入買來的「天然酵母」香料。

我要再次強調的是，有些添加物是無法避免的，消費者只能夠盡量挑選添加物最少的，現階段「一〇〇%天然，無添加」，就現實層面上來講是不切實際的，也不太可能，消費者必須認清事實的真相，不要一廂情願，天真的以為真的有一〇〇%純天然，不含任何一項化學添加物的麵包。麵包如果真的「一〇〇%無添加」，不加任何一項添加物，我不知道售價又如何？即使是你自己親手用穀物或水果培養酵母做麵包，也不敢保證是百分之百純天然，無添加任何一項化學添加物，因為你買的麵粉可能含有防腐劑以保持新鮮，即使沒有添加防腐劑，也可能添加漂白劑或其他化學物質，使細菌無法生存，奶油可能含有色素，雞蛋可能有抗生素殘留，更不用說加入的水中可能含有的化學物質。

第四章

醫療革命——醫生你錯了

「今日有一半的醫學知識明日是錯的，糟糕的是我們不知道哪一半是錯的。」——希德尼・伯威爾（Sydney Burwell，一八九三年～一九六七年）哈佛大學醫學院院長

百年一見的世紀病毒

一九一八年西班牙流感，在全世界各個國家到處流竄，二六三天之中造成全球超過三千三百六十五萬人死亡，一〇〇年之後，二〇一九年十二月三十日，中國湖北省武漢市出現不明原因的病毒性肺炎，二〇二〇年一月八日定名為新型冠狀病毒（COVID-19），一月二十一日美國與台灣同時確診首例新型冠狀病毒肺炎的病例。三月二十四日微軟創辦人比爾．蓋茲與TED負責人克里斯．安德森（Chris Anderson）舉行視訊訪談表示：「早在今年一月傳出新冠病毒會人傳人的時候，我們就開始緊張了，因為看起來會很難控制，但川普輕忽美國情報機構的忠告，美國錯失了及早應對新冠狀病毒的機會，我們需要的是完全封鎖，如果順利至多十個禮拜就可以恢復正常了」。比爾．蓋茲堪稱先知，早在二〇一五年三月就發表過「我們還沒有為下一次流行病毒做好準備」的演講，當時他曾經說：

「未來十年、二十年裡，如果有任何東西能殺死上千萬人，那很可能是一種具有高度傳染力的病毒」。

比爾．蓋茲二〇二〇年三月十四日宣布，同時辭去微軟及多年好友及夥伴華倫．巴菲特（Warren Buffett）所屬控股公司波克夏．海瑟威（Berkshire Hathaway）董事會的職務，目前專注於自己的慈善事業；新型冠狀病毒在全球擴散，比爾與美琳達．蓋茲基金會前後共捐出二億五千萬美元，投入病毒治療並加快疫苗的研發工作。比爾．蓋茲為了讓全球各個角落的人，不分種族膚色多能夠健康活下去，多年來盡心盡力的幫助開發中國家，對抗小兒痲痺症、瘧疾和肺結核等疾病。念頭一閃，我不禁油然生起一絲好奇心：假如比爾．蓋茲是現任的美國總統，今天美國的新冠狀病毒的病情，嚴重程度會是全世界第一嗎？

二〇二〇年六月，兩位美國科學家荷西－路易士．賽格里潘帝（Jose-Luis Sagripanti）博士、大衛．萊特爾（C．David Lytle）博士，在著名期刊《光化學和光生物學》（*Photochemistry and Photobiology*）發表研究論文，強調中午時分（十二點到一點）只要曝曬十一至三十四分鐘的陽光，太陽的紫外線就可以使九〇%以上的新冠狀病毒失去活動力。因此，預期今年夏天全球人口較多的許多大城市，新冠狀病毒應該會很快的失去活動力，不過濕度和溫度較低的城市、地區，新冠狀病毒的活性將會更高。然而，這兩位科學家認為，陽光並不會顯著的影響新冠狀病毒的傳播（感染力），因為陽光雖然可以殺死裸露的新冠狀病毒，但是一旦病毒處於被感染者鼻腔的黏膜或是口腔中的黏液中時，陽光就無法使病毒失去活動力。

這波大流行人類付出了非常慘痛的代價，世界銀行估計，一場全球大流行可能造成數兆美元的經濟損失。目前全球有二十多種 COVID-19 疫苗正在研發中，而其中一項關於卡介苗的臨床實驗，格外引人注意：二〇二〇年三月，全球知名的科學月刊《*Science*》專文報導，德國、英國、荷蘭、澳洲四個國家，正進行透過注射抗結核病疫苗——卡介苗（BCG），試圖達到預防新冠病毒的實驗。美國紐約理工學院發表於 medRxiv（一個提供健康論述的網站）的文章指出，全面施打卡介苗的國家，新冠狀病毒死亡率顯著較低，相反的卡介苗施打率不高的國家，例如義大利、荷蘭、美國，受到新冠肺炎的影響更為嚴重。卡介苗接種可能某種程度上阻止了新冠病毒的傳播，美國約翰．霍普金斯大學彭博公共衛生學院的研究人員認可了這個觀點，台大公共衛生學院也指出，新冠肺炎大流行，台灣感染人數少，可能跟施打卡介苗有關。事實上，台灣已經參與哈佛大學的跨國研究計畫，找了一千五百位六十五歲以上的人來研究，希望了解卡介苗對預防新冠病毒的幫助。

引人好奇的是，一種由細菌引起的結核病，跟由病毒引起的新冠肺炎（COVID-19），卡介苗究竟是如何將兩者牽扯在一起呢？醫學界長久以來普遍認為，卡介苗只是用來防止感染結核桿菌，但事實上卡介苗可誘導非特異性免疫，對結核桿菌以外的病毒，具有某種程度的保護作用，哈佛醫學院副教授丹尼斯・福斯特曼（Denise Faustman）博士表示，卡介苗可能有助於人類增強對結核桿菌以外的其他細菌或病毒的免疫反應，終致引起「脫靶效應」（off-target effect）。世界衛生組織表示，目前正在進行兩項相關的臨床實驗，主要是在研究第一線的醫護人員，接種卡介苗之後，對新冠病毒的預防效果究竟如何。

結核病已經流行了五千年，至今依然肆虐全球，而卡介苗是目前全球最為廣泛使用的疫苗，用來治療結核病，至今已有超過四十億人接種過卡介苗，每年接種劑量超過一・二億。世界衛生組織（WHO）發布的報告表明，結核病仍是全球十大死因之一，占傳染病死亡人數之首。談到結核病不得不為讀者介紹一位，令世人肅然起敬的偉大醫生，他的墓誌銘一百多年以來，一直在全球的醫學界傳頌，也是醫療和醫護人員一輩子銘記在心裡的醫療真諦，他就是成千上萬結核病患者的守護神，美國結核病治療先驅愛德華・利文斯頓・特魯多（Edward Livingston Trudeau）博士。

偶爾能治癒，常常可緩解，永遠要安慰

一八四八年十月五日，愛德華・利文斯頓・特魯多出生於紐約，二十歲時就讀於哥倫比亞大學內科醫生與外科醫生學院（Columbia University College of Physicians and Surgeons），一八七一年完成了醫學學業。一八七三年二十五歲時被診斷出患有無可救藥的結核病，而且已經是晚期的結核病。按照當時的傳統思維，他將必死無疑（中古世紀的歐洲，結核病是造成三分之一以上人口死亡的可怕傳染病），醫生認為他只剩下六個月的生命（事實上靠著自我療癒他續命了四十二年）。在著名的阿爾弗雷德・魯米斯（Alfred Loomis）博士的建議下，他於一八七三年去了阿迪朗達克山脈（Adirondacks）。在接下來的三年中，他在阿迪朗達克山脈新鮮潔淨的空氣中，健康狀況得到了改善。特魯多知道結核病是由細菌引起的，「過著戶外生活」雖然可以增強身體抵抗疾病的能力，但是「戶外生活」療法並無法殺滅人體內的細菌。不過，至少可以使結核病患者心中燃起可能有機會康復的希望，激勵他們樂觀的活下去。一八七六年，特魯多搬到紐約州薩拉納克湖（Saranac Lake）。

一八八二年，醫學史上值得紀念的一年，「細菌學之父」羅伯特・柯霍（Robert Koch）發表論文，論述了結核桿菌是引起結核病的原因。肆虐全球奪走千萬人生命的「白色瘟疫」終於找到病因了。消息一出，轟動了全世界，從此肺結核不再是絕症，柯霍也成了與路易士・巴斯德（Louis Pasteur）齊名的微生物學家（一九〇五年，柯霍因結核病的研究獲得諾貝爾醫學獎）。十九世紀的歐洲，許多科學家普遍認為結核病是遺傳性疾病，但柯霍堅信結核病是由某種病原體引發的傳染性疾病，結核病的人痰中存在結核桿菌，一次咳嗽或打噴嚏可能包含千百個細菌。由於結核桿菌可以在痰中存活一整天，隨地吐痰的習慣對公共健康危害甚大。

特魯多獲知消息之後，喜出望外，迫不及待閱讀柯霍《結核病病因》（*Ätiologieder Tuberkulose*）這本非凡的論文，他臨時搭建了一個簡陋的實驗室，開始著手重複柯霍的所有實驗，成功地在用煤油燈加熱的自製恆溫器中培養了結核桿菌。在柯霍宣布發現結核桿菌的那一個星期，特魯多在《醫學紀錄》（*Medical Record*）上，發表了他通過注射結核桿菌在動物體內，產生人工免疫的結果。

特魯多是第一個提出結核病患者必須隔離的美國人，隔離才能夠拯救健康的人，而且在山區涼爽，新鮮的空氣中休息，進行適度的運動和曝曬陽光，對治療結核病有很大的幫助。一八八五年，他在薩拉納克湖附近的皮斯加山上，開設了阿迪朗達克小屋療養院，稱為「紅色小屋」（Little Red），這是美國第一個為結核病患者提供的療養院。療養院的基本主旨是，向貧困患者提供最好的免費治療和醫療建議，這種令人感佩和無私奉獻的情懷，獲得了廣泛和至高無上的榮譽。一九〇〇年，這個紅色小屋搖身一變成為一座由二十二棟建築組成的綜合大樓，包括圖書館、教堂和醫務室，收容從世界各地蜂擁而至的數千名肺結核患者。二十世紀醫學領域大師威廉．奧斯勒（William Osler）博士說：「好醫生可以治療這種疾病，偉大的醫師會治療患有這種疾病的患者。」一九〇四年美國結核病研究和預防協會（NASPT）成立，奧斯勒擔任董事長，特魯多擔任第一任總裁。

一九一五年十一月十五日，美國結核病治療先驅愛德華．利文斯頓．特魯多博士在紐約州薩拉納克湖（Saranac Lake）病逝，威廉．奧斯勒博士聞訊不勝唏噓的寫下：「向醫學先驅愛德華．特魯多博士致敬，許許多多感染肺結核的病患，面臨死亡的威脅，對未來充滿絕望，徬徨無助，幸運的是他們遇見了你，就像磁鐵吸引了鐵，只有最偉大的醫生才能吸引病患，你被全世界的肺結核病患譽為「最有愛心的醫師」，可謂實至名歸，當之無愧。」《紐約時報》為了紀念他，特別出了專刊標題是：「特魯多的一生是醫學上的罕見浪漫；他是一名人道主義的結核病患者，也是成千上萬結核病患者的守護神」。

特魯多博士的墓碑上刻著這麼一段墓誌銘：「偶爾能治癒，常常可緩解，永遠要安慰」（To cure sometimes, To relieve often, To comfort always.）」諄諄告誡後世的行醫者。這句名言說明了，醫生做過什麼，能做什麼以及該做什麼，醫生的志業不僅是治療、治癒病人，更需要付出的是幫助、安慰病人，精闢的揭示了醫學的真諦。時至今日，全球許許多多的醫護人員依然默默的實踐這一句名言，胸懷仁心仁術，懸壺濟世，救死扶傷的赤子之心。對病人而言，也不要把醫生的本事過度神話，對醫學產生不切實際的幻想，醫生唯一能給你保證的就是，盡心盡力醫治你的病，照顧你的人，撫慰你的心；醫生不能治癒所有疾病，也不能治癒所有病人，只是偶爾能夠治癒，真正康復只能靠你自己。

特魯多一生都在幫助結核病患者，朝著安慰、緩解和治癒的方向努力，他建立了美國第一個治療結核病患者的療養院，第一個專門研究結核病的實驗室。特魯多對結核病的最終貢獻，精神層面的影響遠大於科學成就，他不向「白色瘟疫」低頭，樂觀積極的挑戰死神，努力研究的科學精神啟發了後世，贏得舉世的尊崇。〔一九四三年，美國微生物學家塞爾曼・瓦克斯曼（Selman Waksman）博士實驗室的一名研究生，分離出鏈黴素（streptomycin，殺滅結核桿菌的抗生素），使瓦克斯曼獲得一九五二年諾貝爾醫學獎。」二〇〇八年五月十二日，美國郵政總局發行了七十六美分的郵票紀念特魯多，這是「偉大的美國人」系列郵票。

病人是醫生最好的老師

二十世紀臨床醫學泰斗威廉．奧斯勒於一八四九年七月十二日出生於加拿大安大略省（Ontario）的小城邦德角（Bond Head），年幼時調皮搗蛋的個性使他惹了不少麻煩，雖被認為是麻煩製造者，但他之後在老師的啟發下，對自然科學與醫學產生濃厚的興趣。一八六八年，奧斯勒就讀於多倫多醫學院，兩年之後轉入蒙特婁的麥吉爾大學（McGill University），就讀醫學院。乍然接觸陌生的環境，奧斯勒無法適應，對於未來十分的迷茫，整天像一隻迷途的小貓，在校園中跌跌撞撞的，不知何去何從。一八七一年春天，他隨手翻閱了英國哲學家湯瑪斯．卡萊（Thomas Carlyle）的一本著作，在不經意中，看到對他前途有深遠影響的一句話，這句話成為敲醒他迷途知返的當頭棒喝，令他茅塞頓開：「不要嚮往遠處模模糊糊的東西，而要掌握眼前清清楚楚的事物」。奧斯勒終於領悟到，一個人不能活在昨日的失敗與錯誤之中，也無須煩惱明天不可知的麻煩與不安，應該全心全意的活在當下。昨日的失意，一旦加上明天的擔憂，將使今天手足無措。

一八七二年奧斯勒獲得醫學博士學位，隨即遠赴當時醫學最發達的德國、英國深造二年，為臨床及實驗醫學打下良好的基礎，然後重回麥吉爾大學醫學院擔任教職，那年他才二十五歲，一年後升任醫學院教授。由於奧斯勒比大部分的學生年輕，因此被謔稱「寶貝教授」（baby professor）。奧斯勒是第一位把顯微鏡引進加拿大的人，也是第一座生理學實驗室的催生者，他不喜歡課堂上的教學方式，卻熱衷於病床邊教學或在屍體解剖室教學，也花很多時間在病房裡觀察病人的臨終變化，在他之前加拿大醫學院的教學只有講課（Lectures），並沒有臨床教學。

一八七九年，是奧斯勒教學生涯的轉捩點，在蒙特婁總醫院（Montreal General Hospital），他開始展開臨床教學，嚴格要求學生到病人的床邊（bedside），透過和病人不斷的交談、觀察、洞悉病人的身體狀況，使疾病的診斷更準確，治療快速有效。奧斯勒認為，「病人是醫生最好的老師」，如果不觀察病人的身體狀況，只看書本學習，就好像「學習航海，卻從未出海航行」，沒有借助書本來判別病人的臨床症狀，就好像「沒有航海圖，卻在茫茫大海飄流」。

奧斯勒創新的臨床教學方式深受好評，引起美國費城賓夕法尼亞大學（University of Pennsylvania）醫學院（美國第一所醫學院）的注意，一八八四年成為該校臨床醫學系的主任，從此展開了他在美國長達二十一年的醫學教學生涯。他鼓勵學生走進實驗室，檢測病人的痰液、體液、排泄物，從病理學上診斷病人的疾病，這是一種前所未聞的新穎教學法。他在五年間，執行了二百例病理解剖，並花很多時間在病房裡觀察病人的臨終變化，而常有新的發現。他離開賓州大學時發表了一篇名為〈寧靜〉（Aequanimitas）的離別演說。他諄諄教誨自己的學生，在日後行醫的歲月中，要守住內心的寧靜，對待病患一定要有愛心、耐心、關心、包容心、慈悲心、同理心，他把三國時代諸葛亮的名言：「非淡泊無以明志，非寧靜無以致遠」，演繹的淋漓盡致，不禁令人肅然起敬，也讓時下一些在滾滾紅塵中追求名利的醫師覺得汗顏。

一八八九年，美國約翰．霍普金斯醫學院成立，奧斯勒是草創時期的第一位醫學教授，並領導約翰．霍普金斯醫學院成為全美訓練最完整，要求也最嚴格的醫學院；並且是全美第一家，入學學生必須先完成四年大學教育的醫學院。他把約翰．霍普金斯大學醫學院變成美國醫界的龍頭，更是全球有志學醫的青年學子嚮往的白色巨塔。奧斯勒引進了德國的住院醫師制度和英國的實習醫生制度，要求所有的醫師都要先經過七～八年的全職輪轉培訓，住院醫師被要求全天住在醫院中，除了休息時間之外，必須待在病房，全方位的監護病人。奧斯勒熱愛教學，認為病人本身是最好的教學題材，沒有病人就等於沒有教學，而學生們因他非常有憐憫之心，與病人的互動頻繁，以及對病人的細心呵護，因而越加尊敬奧斯勒。

一八九二年，奧斯勒獨自編寫出版美國第一部醫學教科書《醫學原理與實踐》（*The Principles and Practice of Medicine*），一舉成為世界一流的英文醫學教科書，再版不斷流傳至今。這本書讓醫學院的學生知道人類對疾病的了解是何等貧乏，洛克菲勒家族因受此書影響，創立了洛克菲勒醫學研究中心，一九〇四年日本細菌學家野口英世便是在這家醫學研究中心研究，一九一一年年八月才發現梅毒螺旋菌，轟動了全球醫學界。一九一四年、一九一五年野口英世兩度被提名諾貝爾醫學獎，可惜沒有獲獎，日本政府為紀念他對世人的貢獻，一千元日幣紙鈔上有野口英世的肖像。

一九〇五年牛津大學邀請他去擔任欽定（Regius，這是在大英帝國學醫的人所能得到的最高榮譽）醫學講座教授，一九一一年年奧斯勒被英國國王喬治五世授予爵士的榮譽，在牛津大學的十四年中，奧斯勒忙於到處教學與演講及籌設一座大型的醫學史圖書館。

在醫病關係上，奧斯勒認為醫學是仁心仁術而不是商業交易，是濟世為懷的志業，而不是汲汲營營的職業，如果醫生把病人當作商品，把醫療當作一種交易或職業，充其量只是個醫匠，不配稱為醫師；醫師應該用心如同用腦，把每一位病人當作有血有肉、有靈有魂的人，需要以愛心、耐心、真心、關心、同理心、包容心對待，才算是良醫，在這方面奧斯勒為世人立下了世紀典範。奧斯勒常說：「一個學醫的人不看書，彷彿水手出航沒有地圖。如果醫師能仔細傾聽病人的訴說，就會做出正確的診斷。」奧斯勒建議年輕醫生在睡覺之前，看半小時的人文書，這對病人的瞭解與同理心的培養非常有幫助。並且叮嚀醫師必須對抗心靈上的三大敵人：其一，會使人淪為庸醫的無知；其二，冷漠及其所造成的不必要死亡；其三，墮落與人格上的缺陷。一九一九年十月，奧斯勒罹患了當時大流行於歐洲的西班牙流行性感冒，接著併發細菌性肺炎，於一九一九年十二月二十九日病逝於英國牛津大學，享年七十歲，遺體葬在祖國加拿大麥吉爾大學的奧斯勒圖書館內。

一九二五年奧斯勒的高徒，現代神經外科之父哈維．庫欣（Harvey Cushing）替恩師寫了兩巨冊共一千四百頁的長篇傳記，並於一九二六年贏得普利茲「傳記文學獎」。一九八三年日本醫學人文大師日野原重明彙集了奧斯勒的二十篇演講，並且加以註解，也替他寫了日文版及英文版的傳記《生活之道》（*The Way of Life*）。

奧斯勒是二十世紀醫學領域的大師，開創了世界醫學的新紀元，是現代醫學教育的始祖，臨床醫學的泰斗，尤其強調醫學的人文與教養，時至今日他仍是全球醫學界的典範。他建立了美國現今的醫學教育制度，感人肺腑的事蹟傳頌至今已近一個半世紀，儘管今日醫療設備和技術尖端先進，許多治療方法與他行醫的年代或許有所不同，然而他的醫療理念依然歷久彌新，所闡述的醫學真諦更具有永恆不變的價值。

白袍下的美麗與哀愁

「醫學是一門有科學根據的藝術（Medicine is an Art base on Science）」，這句名言是美國近代臨床醫學之父威廉．奧斯勒爵士留下來的，這個觀念對今日的醫護人員來說更顯得重要，西方醫學之父希波克拉底曾說：醫生的藝術包括三大項，疾病、患者和醫生。醫生是藝術的僕人，治療藝術的最高職責就是治好病人，醫療藝術乃是一切藝術之中最為卓越的。哈佛大學醫學院要求醫學生，必須接觸藝術、文學，主要目的就是讓他們更富有同理心、善於思考。耶魯大學醫學院則是要求學生，必須去博物館觀察油畫、了解藝術作品，透過鑑賞藝術作品，提高洞察分析能力，以及同情心的培養，有些醫學院也為新生開了藝術觀察課，盼望他們盡早進入藝術的殿堂，歷練學生敏銳的洞察力和視覺分析技巧，以便將來觀察分析病人的X光片或者是電腦斷層掃描影像時，能做出正確的診斷。此外，許多歐美國家醫學院的人文藝術課程，至少占總學習時數的二〇%，難怪在美國很多執業醫生總是在診所候診室，掛滿自己的油畫作品，讓等待看病的患者鑑賞之餘，也順便體會一下自己的人文藝術涵養。

美國就讀醫學院之前通常要先取得大學學士的學位，讀完醫學院要花四年，畢業後可以拿到醫學博士（M.D.）學位。但你至少要耗掉十二年以上的青春歲月，才能夠成為正式的執業醫生，在這段漫長的醫生養成教育過程中，身心方面的考驗是極其嚴酷的，如果沒有將奧斯勒爵士諄諄教誨的：「行醫是一種藝術，不是交易；是一種使命，不是商業。」銘記在心，是很難熬過來的。

台灣醫學院有關人文素養（醫學人文）的課程，已經由原來集中在一、二年級改為一年級至六年級均有安排，使醫學生即使進入基礎臨床整合課程或臨床實習時，仍能持續受到醫學人文素養的薰陶，並且安排一些隱性課程（hidden curriculum），避免日後培育出來的醫學生只是重視醫學專業知識、專業技能的高材生，而是專業與人文並重，懂得撫慰病人身心靈的良醫。

二十世紀初期，美國醫學仍落後歐洲各國甚多，美國教育家亞伯拉罕．弗萊克斯納（Abraham Flexner）受美國醫學協會（AMA）醫學教育委員會委託，卡內基基金會

（Carnicke Foundation）資助，進行大學醫學教育的研究，並於一九一〇年發表了名留青史的 Flexner 報告。它促使美國醫學院制定更高的錄取標準和畢業標準，報告一出爐，入學門檻不高的醫學院皆聞風而倒，幾乎有一半的醫學院被迫合併，催生了美國現代醫學教育，而且歷經百年依然屹立不搖。弗萊克斯納力主醫師必須先有紮實的大學基礎教育之後，再接受專業教育，並認為要高中生一畢業就選擇醫學生涯有點太早。對於一個十七、八歲的高中生來說，他們根本就不知道醫學的真諦，只想到醫生的收入豐厚、社會地位崇高，至於醫生的生涯究竟是怎麼一回事，他們卻是一頭霧水。

以一〇六歲高齡過世的日本皇室家庭醫師日野原重明，十年前在輔仁大學舉行「追尋夢想的年輕人」專題演講，再三提醒國內醫學院學生一定要在日常生活中培養人文素養，否則只能醫病，無法醫心，更難以成為人人敬重的良醫。同時建議台灣把醫學教育由目前高中畢業後就讀的制度，改為招收大學畢業生，再施以四年醫學教育、二年畢業後研究及三年的專科訓練，三十一歲才正式從事臨療醫療工作。高中生畢業後進醫學院就讀，由於年紀還小，人文素養及豐富的人生經驗不足，缺乏擔任醫師的強烈使命感，即使日後當上醫師，也難以成為醫病、醫心的良醫。一九八二～一九九一年，台灣曾經有五所大學院校參考美國的學制，先後試辦了招收大學畢業生的五年制學士後醫學系，但大多中途夭折，臺大醫學院是在一九八二～一九八五年間招收學士後醫學系的學生，目前僅存高雄醫學大學，仍然繼續設有五年制學士後醫學系。

一項針對台大醫學院醫學系五、六年級學生所做的問卷調查發現，竟然有高達一成的人，正在思考將來要當「醫界逃兵」，考慮轉行，不再把「畢業後當醫生」當做唯一志願；更有高達三成以上的醫學系學生說，如果時光倒流，他們不會再選擇醫學系作為第一志願。當初很多人想的只是薪水高，找女朋友比較容易，受人尊重，或者根本就是順從父母的意思，也有近三成的學生曾考慮轉系；而會繼續完成醫學院學業的學生，有的只是為了給父母一個交代。新聞報導說，有位台大外科總醫師離職轉醫美，因為外科賺的錢不多，醫療糾紛頻傳，風險很高，工作時數又長，雖然有滿腔的熱血，但家中有父母、妻小要養，只能選擇向社會現實低頭。

美國醫學院的入學不像台灣一試定江山，必須經過多人面談，不問誰是考試高手，台灣學醫的醫學生超過半數是奉家長之命，這一類學生很早就被父母跟學校教育，灌輸了功利主義的觀念，無法抗拒外界的種種誘惑，也控制不住自己的七情六欲，心中的明月早已蒙塵，滿腦子都是如何功成名就、衣錦還鄉，很難成為病人的救命菩薩、心靈導師。你知道嗎，醫學系的新鮮人，至少有三分之一以上，不知為何學醫？其中多的是花錢在補習班磨練出來的重考生，甚至不乏大學生、藥學系等大學畢業生重考，一心追求含金量更高的醫學系。台灣企業界，通常視面談為尋才常態，然而講究道德觀念的醫學院偏偏只信奉考試，導致只以醫業為財路，對學醫沒有正確觀念的學子，藉著考試溜進醫學系。美國的醫學生是大學畢業的，台灣的醫學生卻是高中畢業，醫學教育一個不小心，就會培養出視道德如糞土，一切以金錢至上的庸醫。

我曾聽說台灣有醫學院把臨床見習生或實習醫師外放到校外醫院，為了招攬醫學生前往見習或實習，有的醫院還提供臨床見習生、實習醫師車馬費。試想，到校外有錢領又可在病房鬼混，這些大五、大六的醫學生，怎麼會不趨之若鶩？近年來，台灣的醫學院畢業生以金錢觀為導向，一窩蜂熱衷於收入可觀，醫療糾紛又少的皮膚科、眼科、復健科、骨科。相反的，內科、外科、婦產科、小兒科竟然被打入冷宮，感染科、麻醉科更是乏人問津。這個現象如今已是醫學界人盡皆知的事實，不禁為台灣的醫學教育感到悲哀。醫療是病人的權益，內科、外科醫師越來越少，這些科的病人數目，卻是不減反增，好不容易掛到號，卻要等上老半天，試問哪一家醫院這些科的門診不是天天人滿為患，病人的內心一定五味雜陳，只能徒呼奈何！

醫療是一種良心志業，在當下物慾橫流的功利社會中，不少醫院追名逐利，拋棄了慈善的宗旨，醫療受到更多挑戰與壓力，醫生形象倍受質疑。然而，作為懸壺濟世的醫生，理應莫忘醫學初心，矢志克服三大天敵：無知、冷漠與墮落，否則便當急流勇退，把位子留給以醫療為志業的人，如果只顧著追求自己的利益，把一份濟世為懷的志業，糟蹋成一門卑鄙的交易，將病人當成交易的工具，一心只想著致富，病人將對醫療失去信心。

史懷哲非洲行醫長達五十年，人稱「非洲之父」，每天有十六個小時都在工作，朋友勸他：「你不應該蠟燭兩頭燒。」他則回答：「如果蠟燭很長，為什麼不可以？」愛因斯坦說，我從未見過像史懷哲醫生一樣，集真善美於一生的人。史懷哲還自籌經費建醫院，並且榮獲一九五二年的諾貝爾和平獎。得獎時記者問他：「什麼才是有價值、有意義的人生？」史懷哲說：「有工作可做，有病人可慰，有希望可想。」

簡短的幾個字，值得現今的行醫者推敲深思，午夜夢迴之際，不妨捫心自問：X光該不該照？麻藥該不該打？病歷該不該查？藥物該不該開？手術該不該做？回扣該不該拿？紅包該不該收？

「對於生命，我們只加一分自己之所能，絕不取一分自己之所慾。泰然無愧、泰然無懼、泰然無爭。」這是現代醫學教育始祖奧斯勒醫師對後輩的肺腑之言，這幾句話對於紅塵濁世中的平凡人而言，或許沒什麼感覺，但卻是身披白袍的醫護人員應該追求的生涯境界。

醫院一家一家走向商業化，加上全民健保實施的衝擊，醫生的工作負荷變得越來越沉重，已經無心於教學。為了追求績效，一天要看六、七十個病人甚至上百人，每個病人看診時間只有三、五分鐘，來去匆匆，無法視病猶親，紓解其在病痛之外，身心靈的苦悶。另一方面，醫院評鑑制度全面推動，醫療環境產生巨大變化，追求高科技醫療與績效管理的負面影響逐一顯現。相對的，傳統醫療課程和教學方式，又未能及時迎合醫療科技及醫療環境的迅速變動，因而對核心價值產生了迷惘，凸顯醫學教育的改革已經刻不容緩。不合理的健保制度造成醫院變相的以業績為導向，間接壓榨醫療專業人力，產生畸形的生態，如今有些醫療院所，甚至淪落到靠各種外包業務：從停車場到美食街，來創造營收。

台灣的醫療體系十年前就已面臨非常嚴重的問題，如果再不想辦法改善醫療跟健保制度，台灣十年、二十年之後醫院的內科、外科、婦產科、小兒科、感染科、麻醉科可能會面臨沒有醫師的糗態。健保一九九五年實施後，對重症與高風險的醫事給付太低、太離譜，於是近幾年來，沒有人要幹內科、外科、婦產科、重症科的醫師，這是台灣健保醫療最為人詬病的癥結所在，衛福部低估了合理的醫療成本，也嚴重壓低了醫療人員的薪資。這二十多年來健保給付低，醫院要靠醫師多看病人來生存，弄得有些醫院的醫師已無底薪，月薪全看診治多少病人決定。造成每個醫師要照顧很多病人，門診每天人滿為患，看診速度要快，負擔又重，導致失去思考問題的時間，診斷失誤、開錯藥時有所聞，再加上醫療評鑑制度讓每個醫師制式化看診醫護病人，形成惡性循環。此外，轉診制度雖然二〇一三年開始實施但是迄今未能真正的落實，病人照舊湧向大醫院輾轉求醫，醫院則設法暗搶病人。

現今的醫療儀器非常尖端先進，醫生過於依賴的結果導致醫患之間關係反而疏遠了，患者排隊檢查的時間越來越長，門診時面見醫生的時間則越來越短。就診中患者不僅希望緩解肉體的病痛，更需要醫生的精神撫慰。令人遺憾的是，醫生早已將特魯多醫生的墓誌銘：「偶爾能治癒，常常可緩解，永遠要安慰」拋到九霄雲外去了，也忘了當醫生先學作人，把人性帶回醫療的哲理，只是一味地沉浸在白袍的驕傲感與旁人羨慕的眼光中，這種媚俗的想法正在一步一步的腐蝕白色巨塔的根基。

全民健保有不少缺失及弊端，例如忽視醫學的專業與判斷才是醫療的核心價值，反而讓開藥、檢查、治療、開刀成了給付的重點；藐視績效支薪制度，卻以量促價，以劣質醫療驅逐優質醫療。不只住院醫師，其他醫療人員薪資也被嚴重低估，很多人都以為醫生的薪水很高，壓根兒不知道那都是超時工作應得的辛苦報酬。全民健保雖然是台灣的驕傲，但是又有多少人（包括病人在內）知道，它卻是造成醫療人員相對低薪的始作俑者。

事實上，全民健保實施二十五年來，醫生的身心是很脆弱的，滿腹委屈牢騷，心酸欲訴無從訴，「表面似風光，內心真彷徨，容顏猶未老，心卻已滄桑」這是他們現實生活中的最佳真實寫照。

參考資料

中國時報，二〇〇三年六月七日至十二日連載成大醫學院創院院長黃崑巖教授

臺大景福基金會二〇一五年六月・第三二卷第六期景福醫訊

《The Blue Zones》撰文：丹・布特納（DANBUETTNER）

二〇一九~一一／一二中央社縮水甘油。

美國國家醫學圖書館國家衛生研究院羥基酪醇

美國國家醫學圖書館國家衛生研究院弗蘭克氏徵

二〇〇三年四月二十八日新華社綠茶

zhuanlan.zhihu.com/p/41881781 李嘉誠長生不老

《Nature》（自然）雜誌 2019-09-05 返老還童

ifanr.com/1259926 返老還童

《The Melatonin Miracle》褪黑激素的奇蹟
new.qq.com 騰訊網巴菲特的不老神藥
new.qq.com 騰訊網永生之旅
nobelprize.org 諾貝爾官方網站
維基百科
《Time》時代雜誌
kknews.CC/health 每日頭條
《生活之道》（The Way of Life）威廉・奧斯勒
醫界人物傳記導讀林衡哲
kknews.CC/health 每日頭條七分飽
《The New York Times》紐約時報二〇一七年六月一日
《The Washington Post》華盛頓郵報二〇一七年六月三日
keguanjp.com 客觀日本長壽物質 NMN
cn.nytimes.com 紐約時報中文網站綠色黃金

健康活下去：長壽．睡眠．飲食．醫療的身體革命 / 林慶旺作．-- 初版．-- 臺北市：時報文化，2020.09
面；　　公分．--（身體文化；157）
ISBN 978-957-13-8352-1（平裝）
1. 醫學 2. 保健常識 3. 文集
410.7　　109012649

ISBN 978-957-13-8352-1
Printed in Taiwan

身體文化 157

健康活下去：長壽．睡眠．飲食．醫療的身體革命

作者　林慶旺｜圖表資料提供　林慶旺｜副主編　謝翠鈺｜封面設計　陳文德｜美術編輯　SHRTING WU｜董事長　趙政岷｜出版者　時報文化出版企業股份有限公司　108019 台北市和平西路三段 240 號 7 樓　發行專線—(02)2306-6842　讀者服務專線—0800-231-705．(02)2304-7103　讀者服務傳真—(02)2304-6858　郵撥—19344724 時報文化出版公司　信箱—10899 台北華江橋郵局第九九信箱　時報悅讀網—http://www.readingtimes.com.tw｜法律顧問　理律法律事務所　陳長文律師、李念祖律師｜印刷　勁達印刷有限公司｜初版一刷　2020 年 9 月 11 日｜定價　新台幣 320 元｜缺頁或破損的書，請寄回更換

時報文化出版公司成立於 1975 年，並於 1999 年股票上櫃公開發行，
於 2008 年脫離中時集團非屬旺中，以「尊重智慧與創意的文化事業」為信念。